まとめてみた

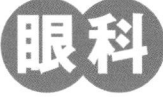
眼科

第②版

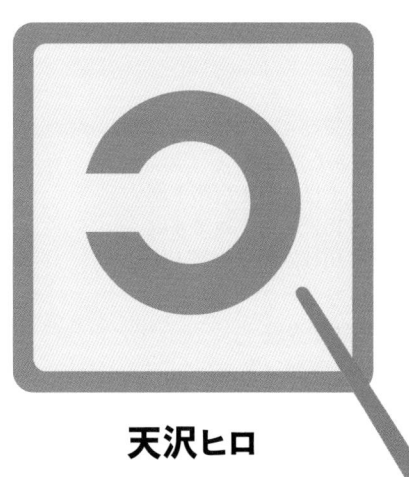

天沢ヒロ

医学書院

〈シリーズ まとめてみた〉眼科

発　行　2015 年 6 月 1 日　　第 1 版第 1 刷
　　　　2018 年12月15日　　第 1 版第 4 刷
　　　　2020 年 4 月15日　　第 2 版第 1 刷©

編　集　天沢ヒロ
　　　　あまさわ
発行者　株式会社　医学書院
　　　　代表取締役　金原　俊
　　　　〒113-8719　東京都文京区本郷 1-28-23
　　　　電話　03-3817-5600(社内案内)
印刷・製本　横山印刷

ISBN978-4-260-04160-7

まえがき
(第2版)

こんにちは！　天沢ヒロです.

「眼科苦手なんだよなぁ……」

という医学生はとても多い印象です.

　色々理由はあると思いますが，マイナー科の中でも特に他科との病態生理の絡みが少ないことが1つの大きな要因でしょう. 著者の友人では，眼科をまるごと捨てて国試に臨んだ強者もいました (笑). 当時はそれでもよかったのですが，昨今の国試ではマイナーこそ差のつきやすいところになっているので，完全に無視するわけにはいきませんよね.

　本題に入る前に，実臨床の話を1つしておきましょう. 病院実習のときにでもよいので，眼科医以外のドクターに眼底所見を聞いてみてください. おそらく，**皆さんと同じ……いや，下手したら皆さんよりも知らないと思います**. これはなぜかというと，臨床の世界において，ちょっと眼底所見に詳しい非専門医など全くもって必要とされないからです. 勉強するぞ！　とやる気のある皆さんの出鼻をくじいて大変申し訳ないのですが，これが現実なのです.

　多くの人は眼科医以外の選択をとることでしょう. その中で必要とされるのは，**眼科救急疾患を見落とさないこと＆適切なコンサルトができるための最低限の知識を身につけること**の2つです. これ以下でもこれ以上でもありません. できる臨床医を目指すならば，このライン引きは守らなければなりません. つまり，どこまでが自分でやるべきでどこからが自分でやるべきでないか，をしっかり理解できているということです.

昨今の国試をみていると，自分のことばかり考えている人が問題を作っている……と思わざるをえません．拙著やビデオ講座の登場により，差をつけるために重箱の隅をつつくような問題を出さざるをえない状況になっている可能性も否めませんが，本来の目的からずれているような問題が増えています．専門医にしか必要のない知識を増やしてなんの意味があるのか……．皆さんの優秀な頭脳を，無駄遣いさせる行為は本当にやめてほしい，と感じている今日この頃です．

　ただ，一個人の意見ですので，頭の固い人たちはそんなこともお構いなしに，ドヤッ！　の問題をこれからも出してくることでしょう．こんなものに皆さんの貴重な時間・労力を割くのは本来あってはならないことだと思います．

　そのため，本書ではそんなくだらないことに対してパーフェクトに対応するような本作りはやめました．そうではなくて，もっと**臨床的側面に沿った知識**を主体として，**眼科面白いじゃん！**　と思えるような内容にすること，そのうえで，**国試対策もしっかり兼ねた知識をできるだけわかりやすく提供すること**を目標とした本に仕上げました．**最短で眼科の基本を理解できる**よう，さまざまな工夫を散りばめています．

　何科になるにせよ，**臨床に出てからも役立つような内容になっている**と自負しております．「自分が医学生の頃にこんな本が欲しかったなぁ〜」というような作りにしたので，後輩にあたる皆さんにとって，**楽しめるような本**に仕上がっていると自信をもってお贈りします．

　長くなりましたが，とにかくそんな熱い思いを持って今回新たに改訂したので，ぜひとも楽しみながら，学んでいただけたら最高です．

　2020 年 3 月

天沢ヒロ

まえがき
（初版）

　学生時代に常々感じていたのは「もっと読みやすい参考書があればな〜」ということでした. 今の医学生の国家試験の勉強方法としては, ビデオ講座＋教科書＋問題集というのが主流ですよね. しかし, 受験のように独学でも勉強したい！ と思ったときに, 一気にハードルが上がってしまうことに気がつきました. 専門書はある程度全体を理解してから読むと面白いのですが, 初学の場合または国試だけを考えるとオーバーワークになりがちです.

　そんなときに「専門書ほど詳しくないけれど, 医学生が知っておきたいこと（国試や臨床研修で使えること）だけをまとめたら面白いのでは？」と考えたのが本書のはじまりです.

　臨床ではAの場合もある, Bの場合もある, Cの場合もあるという例外的なことに驚くばかりですが, 基本を知らなければなにが例外なのかも分かりません. 著者個人の意見ですが, 医学生はまず基本を完璧にすることが重要だと考えています. これは受験のときも同様でしたが, 基本を疎かにして応用問題（臨床）を解くことは不可能だと考えるためです. 基礎をしっかり固めることでどんな問題にも応用をきかせる能力を身につける, ということに重点を置いて本書を作成しました.

　ただし,（どんな本でもそうですが）, 1冊だけですべてを網羅することは不可能です.「もっと詳しい内容を知りたい！」という方は,「標準シリーズ」（医学書院刊）などを参照するとよいでしょう. 詳しすぎる内容は本書のコンセプトから外れてしまうため, あえて割愛しているところもあります（ただし, 国試の範囲を網羅するには十分な内容になっています）.

　マイナー科目は国試全体の20〜30％程度を占めますが, 年々難しくなってきている内科に比べて差がつきやすく, 合否に大きく直結する重要な科目になります. 4問に1問はマイナーから出題されると考えたときに, それらに対して自信をもって解けるというのは大きな差ですよね.「マイナーか…勉強不足だ〜」と思うよりも「マイナーきた！ 差をつけられる」と思え

ることで，どれほど本番を楽にできるでしょうか．

　また，実際の国試の問題とその解法についても本書で学習できるようにしました．問題に対する思考プロセスをなぞることによって，自ずと解けるようになっていることにびっくりするでしょう．最初は難しく感じるかと思いますが，慣れてくれば非常に応用のきく解き方になっています．有機的に知識がつながる感覚を，ぜひ皆さんも体験してみてください．何度も解き直すことにより，その威力を実感できると思います．

　また，章の分け方も著者オリジナルに設定しました．章ごとに記憶しておくことにより，頭の中で整理することがやさしくなるように工夫しました．皆さんの理解に少しでも貢献できればと願っております．

　2015年5月

天沢ヒロ

解いてみた

　　※添付の赤シートをご利用いただけます.

装丁・本文デザイン　加藤愛子(オフィスキントン)

0

小さな世界を理解しよう
眼科疾患のキモ

◆ 眼科を得意にするには？

　眼科が得意になる秘訣は，**きちんとした解剖の理解**につきます．「まとめてみたシリーズ」では，解剖・生理学についてはある程度学んできたものとして話を進めていますが，眼科では解剖・生理学に 1 つの章を設けました．そのくらい，眼科領域における解剖は重要なウエイトを占めます．

　学ぶうえで常に意識して欲しいのは，**自分は今，眼のどの部分の疾患を学んでいるのだろう？**という視点を持ち続けることです．ここの解剖構造が障害されると，こういう症状が出て，こういう検査が有用だな，ということがわかるようになれば，未知の疾患を出題されたとしても，対応することが可能になるからです．

　また，医学生が眼科を遠ざける最大の理由は眼底所見にあると思います．しかし，国試に限れば，そんなに難しく考える必要はありません．詳しくは後ほど語ります．その前に皆さんにやって欲しいことは，**できるだけ病歴で決着させる癖をつける**ことです．もちろん，病歴だけで判断がつかないときには画像で解く必要があるものもありますが，そういったときの画像は典型的であることがほとんどです．

　逆に，病歴が典型的な場合には画像は難しいことが多いです．大人の事情をいうと，他の専門医から批判を浴びないために，言い訳の画像（病歴ではこっちの可能性も臨床的にはありうるけど，画像が違うでしょ！）として載せているものも多いです．素直な医学生がこれを真に受けて，これもあれも覚えなきゃ……となっているのをみかけますが，確実にオーバーワークです．そもそも画像で一発正答しようとするのは，実臨床の順番とも異なります．病歴から鑑別を適切に挙げて，そのうえで特異度の高い画像へと進むのです．こ

れは眼科に限らず，全科目に共通ですけどね．

◆ 本書の使い方

　基本的に本書をどのように使うかは，皆さん 1 人ひとりにお任せします．問題も含めて順番に読み進めていくことで最大限のコストパフォーマンスを出せるよう，章構成は著者なりに工夫をしています．ただし，勉強のやり方は人それぞれだと思います．例えば，検査や症候などが 1 つひとつ気になって仕方がない人は，それらをまとめている第 16〜19 章を逐一確認しながら学習する，といった使い方も可能です．本文中はなるべくストレスのないよう進めているつもりですが，本文の内容がなかなか頭に入ってこないならば，そっちの方がいいかもしれません．

　しかし，1 つだけ著者と約束してください．それは**復習を怠らない**ということ．特に本番前になればなるほど，皆と差をつけたい！などの邪念が入り，新しいものに手を出しがちですが，本書を繰り返して，できるところをより確実にする方が，国試の合格率は間違いなく UP します．新しい知識を仕入れれば一種の安堵感のようなものを得られるかもしれませんが，全体でみればマイナスに働いてしまうのです．なぜなら，大事なところの知識の定着が結局疎かになってしまうから．**受験と国試は違うんです**！　皆が解けない難問を解くことが合否を分けるのではなく，**皆が解ける問題を落とさないこと**がとても重要です．本書の内容の半分も理解できていないまま，合格している先輩たちもたくさんいるのです．そういった人たちはこの感覚が鋭いんですよ．つまり，重要なところを落とさない，いわゆる効率のよい人たちです．それがよいか悪いかは別としても，国試に受かるための重要な要素であることは間違いありません．オススメとしては，1 周目は解剖・病態生理を意識して，それぞれの疾患のイメージ作り．2 周目は 1 周目で得た基盤を用いて，1 つひとつの疾患の理解を深める．3 周目以降は記憶の定着を確実にするとよいでしょう．試験本番には，第○章のどこどこにこういうことが書いてあったなぁ〜まで思い出せるくらいになっていると最高です．

1

解剖を知らずして眼はみえない
避けては通れない眼科解剖学

第0章でもお話ししましたが,まず解剖学を正確に理解することが重要です.眼科の主訴として,視力障害,視野障害,眼痛,夜盲,複視などさまざまな訴えがありますが,それらが**眼のどこの異常から生じたものなのかを具体的にイメージできるように,それぞれの構造物の位置と役割を把握していきましょう.基本なくして,応用は利きません!

◆ まずは全体像を眺めよう!

最初はなんとなく全体像を把握してください.膜構造としては,角膜,結膜,強膜,ぶどう膜(脈絡膜),網膜の5つ(**図1-1**),内部には水晶体や硝子体などがあります(**図1-2**).

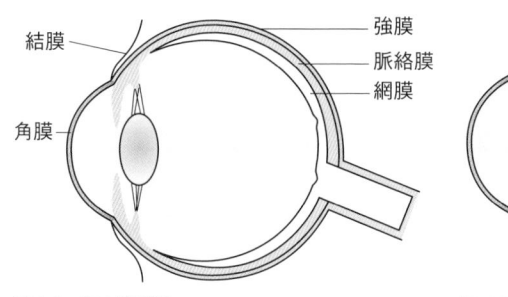

結膜　強膜　脈絡膜　網膜　角膜

図 1-1　眼の膜構造

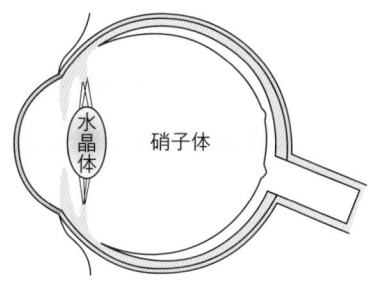

水晶体　硝子体

図 1-2　眼の内部構造

◆ 角膜には血管はなく神経がある

角膜(**図1-3**)は**屈折力**に関与します.屈折がずれると,像を適切に網膜

に映し出すことができなくなります．また，角膜には**知覚がある**（三叉神経 V_1 枝）のも特徴なので，合わせておさえておきましょう．

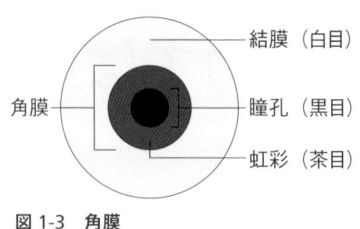

図 1-3　角膜

これを知れば，角膜が傷つくと，視力障害や眼痛が生じることは納得がいきますね．まつ毛が眼に入って痛い！というのも角膜に知覚があるためです．

Amasawa's Advice

角膜障害 → 視力障害・眼痛を生じる！

角膜の構造を細かくみてみると，右図のように 6 層構造になっています（**図 1-4**）．この中で覚えておいて欲しいのは，最内層の角膜内皮です．角膜内皮は**角膜の透明性の維持**という，非常に重要な役割を担っています．しかし，一度壊れてしまうと**再生しない**というのがポイント！　なので，内皮細胞が障害された場合は予後不良といえます．

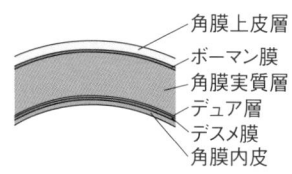

図 1-4　角膜の層構造

◆ 水晶体には血管も神経もない

水晶体（**図 1-5**）は，角膜同様に**屈折力**に関与します．通常は透き通っているので光の通り道を邪魔することはありませんが，加齢などによって濁る（＝白内障）と屈折に異常を生じるため，視力障害を起こします．ただし，角膜と違って神経はないため，眼痛は生じません（白内障で眼痛が起こるイメージはないでしょう？）．

また，水晶体は**ピント調節**にも関与してきます．正確にいうと，毛様体（＋Zinn 小帯）によって水晶体の厚さを変化させることで，ピントを合わせて

います．例えば，近くを見るときには，毛様体が収縮する→Zinn小帯が緩む→水晶体の厚みが増す→屈折力 UP，という具合に働きます（**図1-6**）．

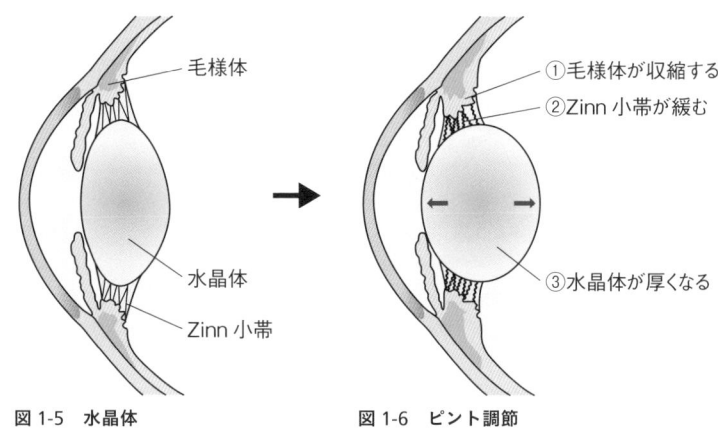

毛様体
水晶体
Zinn小帯

①毛様体が収縮する
②Zinn小帯が緩む
③水晶体が厚くなる

図1-5　水晶体

図1-6　ピント調節

　ちなみにですが，屈折に関して角膜は 40D，水晶体は 20D 関与しています．「D」は屈折力の単位であり，角膜の方が屈折力の強いことがわかります．しかし，角膜と違って，水晶体は前述のとおり調節可能なのが強みです．

◆ 硝子体はゲル状の物質で満たされている

　水晶体の後方にあるスペースです（**図1-2**）．容量は 4 mL 程度で，99％が水で満たされており，**眼球の形態維持**と**クッション**の役割をもっています．ここまでみてきた角膜，水晶体，硝子体は光の通り道であり，光の妨げとなるもの（血管など）がないことは理にかなっているわけです．逆にいうと，これらが濁ったりして光が遮られてしまうと，視力障害へとつながるわけです．

◆ ぶどう膜は縁の下の力持ち

　ぶどう膜は，**脈絡膜**，**虹彩**，**毛様体**の 3 つに分けられます（**図1-7**）．どれも重要な構造物なので 1 つずつ掘り下げていきましょう．

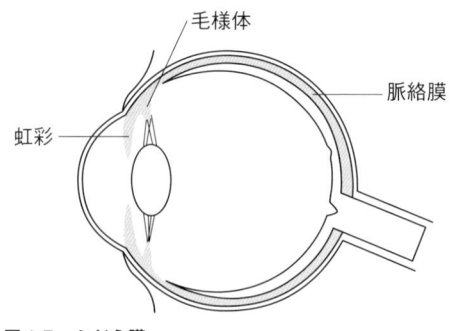

図 1-7　ぶどう膜

　脈絡膜は，強膜と網膜の間にあり，**非常に血管が豊富**なのが特徴です．大事な網膜に栄養を供給したり，余分な光が入らないように暗幕の役割を担ったりしています．

　虹彩はいわゆる茶目の部分（鏡で見てみましょう！）であり，**光の入る量を加減**しています（**図1-3**）．例えば，明るいところでは眼の中に光が入りすぎないようにするため，虹彩が拡がり，瞳孔が縮小します．また，加齢性変化として，**高齢者の瞳孔は小さくなる**ことは知っておいてください．正常値は3〜5 mm くらい．入院時身体所見で「生理的瞳孔縮小」を，大きくproblem に挙げる研修医の先生がときたまいますが，こっそり笑われるので，ご注意を．

　毛様体は，水晶体のところでもお話ししたように，水晶体の厚みを変えることで**ピント調節**に関与します．ずーっと近くのものを見続けると，この毛様体が収縮しっぱなしなので，眼精疲労の原因となります．小さい頃，親から「近くばかり見てないで，遠くのものを見なさい」とよく言われたものですが，「毛様体の緊張をとりなさい」ということだったんですね〜．また，**毛様体は房水を産出している**ことも覚えておきましょう．房水の流れは緑内障を学ぶうえで必須の知識となるので，次の図（**図1-8**）でおさえておいてください．

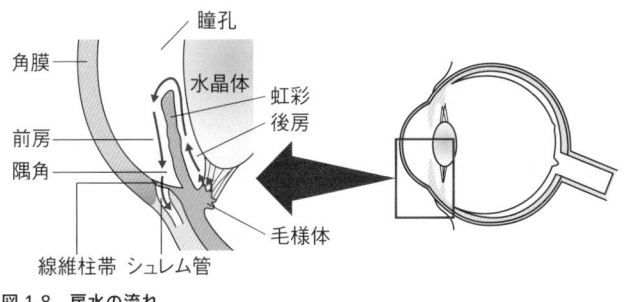

図 1-8 房水の流れ

重要 ぶどう膜の役割まとめ

① **脈絡膜**：栄養供給，暗幕（※血管が豊富！）
② **虹彩** ：光量の調節
③ **毛様体**：ピント調節，房水産出

◆ 網膜には視神経が細かく分布している

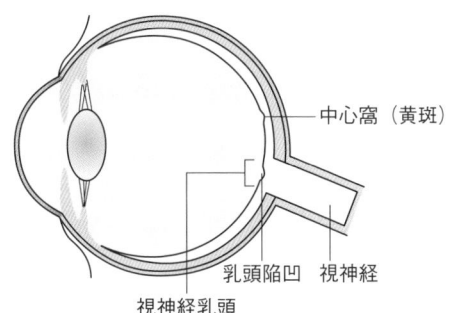

図 1-9 中心窩と視神経乳頭

　皆さんが何かを見るときに貢献しているのは，主に中心部になります．ほ
らっ，まっすぐ前を向いたまま本書を中心から横にズラしてみてください．
文字があるなぁ〜というのは認識できますが，内容まではわからないと思い
ます．というのも，中心部以外はよく見えていないのです．視力に換算する
と 0.1 もありません．

中心の視力を担う網膜を**中心窩**（少し広めにいうと**黄斑**）と呼びます．「窩」とは「くぼみ」のことであり，実際に凹んでいます．これはなぜかというと，視力の妨げになるようなもの（例えば血管など）をできるだけ排除したためです．じゃあ，栄養はどこから受けているの？というと，周りの網膜と脈絡膜の血流の2つからです．これは後々意味をもってくるので，頭の片隅においておいてください．

　中心窩に障害が起きれば，著明な視力障害が起きることは容易に想像がつくでしょう．逆にいうと，中心窩以外の網膜の異常は視力障害……ではなく，視野障害になります．**視力障害と視野障害は似て非なるもの**であり，ここをしっかり区別できることがポイントとなってきます．

 Amasawa's Advice

視野障害 → 中心窩（黄斑）以外の病変を考えよう！

　逆に少しボコッと突出しているところがありますよね（**図1-9**）．ここは脳内から視神経（＋血管）が眼に入るところであり，**視神経乳頭**といいます．情報をキャッチするための視細胞がないため，生理的に視野欠損部となり，**Mariotte盲点**となるところです．視神経乳頭は中心窩（黄斑）よりも鼻側にあるため，Mariotte盲点は視野の耳側に出てくることになります（**図1-10**）．

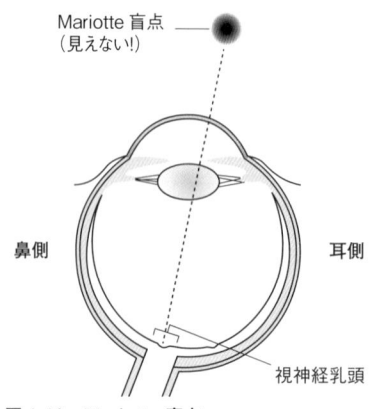

図 1-10　Mariotte 盲点

◆ 神経の復習をしておこう

　眼の解剖学については以上です．最後に神経の働きについてですが，こちらは神経内科でしっかり学んでいると思うので，軽く触れる程度にしておきます．開眼＆閉眼，縮瞳＆散瞳それぞれの神経の働きについて，しっかり復習しておきましょう．

> **重要　開眼＆閉眼および縮瞳＆散瞳の神経支配**
>
> **開眼**：動眼神経，交感神経
> **閉眼**：顔面神経
> **縮瞳**：動眼神経（副交感神経）
> **散瞳**：交感神経

〜眼にはどのような異常をきたす？〜

Q1. Bell 麻痺では眼にどのような異常をきたすか？
A1. 顔面神経（Ⅶ）麻痺により，閉眼しにくくなります．開眼状態が続くことによって，乾燥して充血してくることから，兎眼ともいわれます．ただし，末梢性なので筋も弛緩してきます．つまり，眼瞼下垂も同時に起こるので，実際には兎眼に至ることは稀です．

Q2. Wallenberg 症候群では眼にどのような異常をきたすか？
A2. 交感神経障害により，開眼しにくい（眼瞼下垂＋眼裂狭小）＋縮瞳が生じます．言い換えると，眼が全体的に小さくなるという感じですね．

Q3. IC-PC*1 の脳動脈瘤では眼にどのような異常をきたすか？
A3. 動眼神経麻痺により，開眼しにくい（上眼瞼挙筋麻痺による眼瞼下垂）＋散瞳（瞳孔括約筋麻痺）＋複視・眼球の外下方偏位（上斜筋・外直筋以外の外眼筋麻痺）が生じます．

---

*1 IC-PC：Internal Carotid-Posterior Communicating artery　内頸動脈後交通動脈分岐部

108E9

角膜内皮細胞の機能はどれか.

a 感染の防止

b 房水の取込み

c 屈折力の増強

d 角膜実質の再生

e 角膜透明性の維持

思考のプロセス

知っていれば簡単ですね. 角膜内皮細胞は, 角膜の透明性の維持に重要な役割を担っているのでした. よって e が正解. 他の選択肢はみるまでもありません.

オリジナル

健常人で血管のない構造はどれか. **2つ選べ.**

a　角膜

b　ぶどう膜

c　網膜

d　水晶体

e　毛様体

思考のプロセス

　　眼領域で血管がない部位といえば，角膜と水晶体の2つをすぐに挙げられるようになっておきましょう．よってa，dが正解．ちなみにですが，栄養は房水から受け取っています.

113E6

眼の加齢による調節力の低下に関与するのはどれか.

a 角膜
b 虹彩
c 水晶体
d 硝子体
e 網膜

思考のプロセス

　ピント調節を行っているのは水晶体でしたね. よって c が正解. 他の選択肢はみるまでもないでしょう. 後ほど学びますが, この調節力が低下して症状をきたした状態が, いわゆる「老眼 (老視)」です.

110B3

毛様体上皮で産生された房水の流出経路はどれか.

a　前房→隅角→後房→瞳孔

b　前房→後房→瞳孔→隅角

c　瞳孔→後房→隅角→前房

d　後房→瞳孔→前房→隅角

e　後房→瞳孔→隅角→前房

思考のプロセス

　これも楽勝ですね. さらにレベルアップを望む人は, 毛様体→後房→瞳孔→前房→隅角→線維柱帯→シュレム管という産出から排出までの流れを知っておきましょう. よって, d が正解.

　ちなみにですが, 房水の85％はシュレム管から静脈に流出していますが, 残り15％はぶどう膜／強膜から流出しています. 参考までに.

102B35

正しいのはどれか．**2つ選べ**．

a　瞳孔径は加齢とともに大きくなる．
b　瞳孔散大筋はコリン作動性である．
c　瞳孔括約筋は動眼神経支配を受ける．
d　近見によって縮瞳する．
e　眼圧上昇によって縮瞳する．

思考のプロセス

　瞳孔については何度学習しても混乱しやすいところです．逆にいうと，本番で焦っている受験生には出しやすい問題といえるので，しっかり理論的に導けるようにしておきましょう．

　aは違いますね．加齢によって瞳孔は生理的に小さくなるのでした．昔，病院実習で同じ班だった友人が，患者さんの身体所見を取りにいったときに「あれ？瞳孔が小さい!?　しかも両側！これはpinpoint pupilか！！！」と言い，「最近農薬を飲みませんでしたか？」と謎の問診を取り始めたのを思い出します．班員も，オーベンも，患者さんも爆笑でした．pinpoint pupilは1mm以下ですし，有機リン中毒であれば大量発汗など他の臨床症状が絶対にあるはず．そもそも入院中の患者さんが農薬を飲むというシチュエーションはゼロに等しいですよね．彼も今では世界で活躍する医師へと立派に成長しましたが，おそらく一生いじられ続けることでしょう（笑）．

　さて，話を戻します．bも違いますね．瞳孔を散瞳させるのは交感神経なので，アドレナリン作動性です．cはいいですね．瞳孔括約筋によって縮瞳しますが，これは動眼神経（副交感神経）支配です．ゆえに，動眼神経麻痺では散瞳します．dも正しい．近くを見るときには反射的に縮瞳します．これを**輻輳反射**といいます．いわゆる"より目"のこと．eは初見ですね．緑内障の病態生理を知っていれば，散瞳すると導けます．これは後ほど学びましょう．よって，c，dが正解．

2
抗菌薬が必要なもの
感染症（細菌）

　　まずは比較的身近である「感染症」から学んでいきましょう．眼の奥の感染（眼内炎など）は，国試レベルではほとんど出題されません．ということで，眼科の感染症といえば，**前眼部に病変を起こす**と思ってOK．逆にいえば，**前眼部に異常があるときは感染症をまず疑う**ようにしましょう．本章では細菌，次章ではウイルスを学んでいきます．

◆ 麦粒腫はまぶたの感染症
ばくりゅうしゅ

　　眼瞼にある Meibom 腺（皮脂腺）に**黄色ブドウ球菌**が感染し，疼痛・腫脹などの炎症症状を起こします（**図2-1**）．細菌感染なので，治療は抗菌薬・切開排膿になります．

　　一般的には「ものもらい」「めばちこ」などといわれるものです．名前からは伝染しそうな感じがしますが，他人にはうつりません．

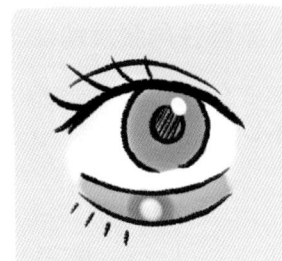

図 2-1　麦粒腫

～霰粒腫～
さんりゅうしゅ

　　似たようなものに霰粒腫というものがあります．「めいぼ」といわれ，こちらは Meibom 腺の閉塞による慢性炎症が病態です．つまり，感染症ではありません．抗菌薬はもちろん不要であり，基本的に無症状なので保存療法でOK（難治性ならステロイド点眼や切開）．

◆ 急性涙腺炎 / 涙嚢炎は場所が大切

　涙腺は眼の外側上方，涙嚢は眼の内側下方にありますね（**図2-2**）．涙腺の感染なら涙腺炎，涙嚢の感染なら涙嚢炎となります．**図2-3** はどっちでしょうか？……大丈夫ですね．これは内側下方にあるので，涙嚢炎になります．疼痛や腫脹などの炎症症状を生じるので，抗菌薬や切開排膿で治療を行います．

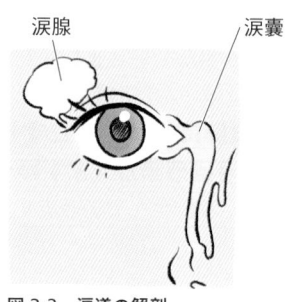

図 2-2　涙道の解剖

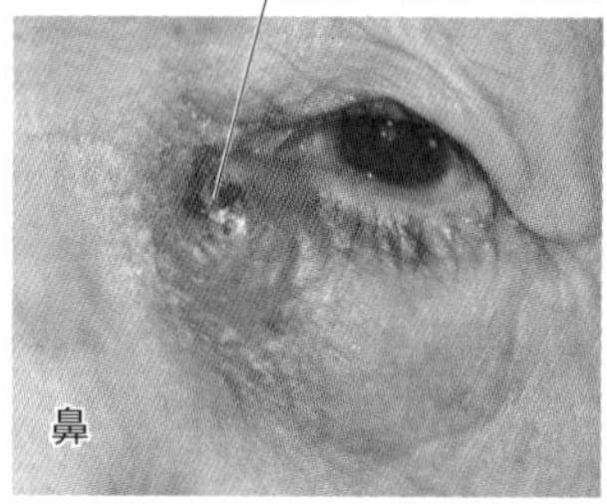

図 2-3　急性涙嚢炎（109I45）

◆ 細菌性角膜潰瘍はコンタクトレンズ＋感染

　さて，眼科の緊急疾患の１つを学びます．細菌性角膜潰瘍は，**コンタクトレンズのトラブル**の代表的なものでもあります．

　コンタクトレンズの不適切な使用（長期使用や不衛生など），ドライアイ，外傷などによって，**傷ついた角膜に感染**をきたし，**急速な濁り**（**角膜混濁**）を形成する重篤な状態です（**図2-4**）．復習になりますが，角膜障害では……視力障害＋眼痛が起きるのでしたね．

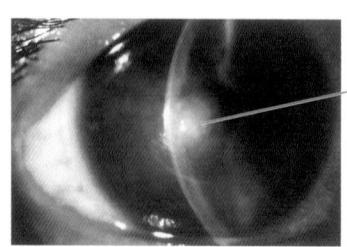

図 2-4　角膜潰瘍（102I69）

　この疾患のポイントは，原因菌をしっかりおさえることです．臨床的には黄色ブドウ球菌や肺炎球菌が common ですが，進行の速い＆抗菌薬選択が変わる**緑膿菌**をおさえておきましょう．治療は，抗菌薬の点眼はもちろん，**いかに早く原因（コンタクトレンズなど）を取り除けるか**が重要です．不可逆的になってしまった場合は，残念ながら角膜移植しかありません．

　ちなみにですが，若い人では真菌である**アカントアメーバ**も多いです．こちらは，通常のコンタクトレンズの洗浄液では殺菌できないため，洗浄液を使っていれば OK！ということにはなりえません．

〜クラミジア結膜炎〜

　新生児が分娩で生まれてくるときに感染（産道感染）することで有名な疾患です．結膜の細胞内に封入体を形成するという特徴があります．現在ではお産前に予防的に抗菌薬投与を行うため，ほとんど目にすることはありません．

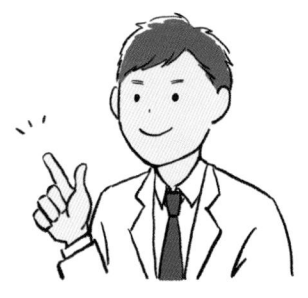

感染症（細菌）

麦粒腫

原因菌	黄色ブドウ球菌
症状	炎症症状（疼痛，腫脹など）
治療	抗菌薬，切開排膿
備考	一般的には「ものもらい」「めばちこ」という 霰粒腫（めいぼ）は Meibom 腺の閉塞による慢性炎症である

急性涙腺炎・涙嚢炎

原因菌	黄色ブドウ球菌，肺炎球菌
症状	炎症症状（疼痛，腫脹など）
検査	グラム染色で原因菌を推定する 培養で原因菌を同定する
治療	抗菌薬，切開排膿

細菌性角膜潰瘍

原因	**コンタクトレンズの不適切な使用** **ドライアイ** **外傷**
原因菌	**緑膿菌** 肺炎球菌，黄色ブドウ球菌
症状	**視力障害，眼痛** 羞明，流涙，異物感
所見	**角膜浮腫**，結膜充血
検査	グラム染色で原因菌を推定する 培養で原因菌を同定する
治療	**異物除去**（コンタクトレンズ中止など） 抗菌薬，抗真菌薬 不可逆的になれば角膜移植を検討する
備考	匐行性角膜潰瘍ともいう 外傷によるものは「突き目」といわれる **アカントアメーバ**も鑑別に挙がる

解いてみた
感染症（細菌）

オリジナル

黄色ブドウ球菌が主な原因となるのはどれか．**3つ選べ**.

a　感染性心内膜炎

b　麦粒腫

c　霰粒腫

d　封入体結膜炎

e　壊死性筋膜炎

思考のプロセス

　素直に解こうとすると，ちょっと難しいかも．この問題を「黄色ブドウ球菌が原因とならないのはどれか？」と逆に読み替えると簡単です．c は感染症ではなく，Meibom 腺の閉塞による慢性炎症でしたね．d は封入体を形成するクラミジアに特徴的です．よって，残った a，b，e が正解.

106D58 改編

67歳の男性. 右下眼瞼の痛みを主訴に来院した. 3日前から右下眼瞼に痛みを伴うようになり, 次第に増悪してきたため受診した. 体温36.5℃. 脈拍76/分, 整. 血圧118/76 mmHg. 右下眼瞼の写真を別に示す.

治療として適切なのはどれか. **2つ選べ.**

a 切開排膿

b 涙腺の洗浄

c 下眼瞼の睫毛抜去

d 抗菌薬点眼

e アシクロビル眼軟膏の塗布

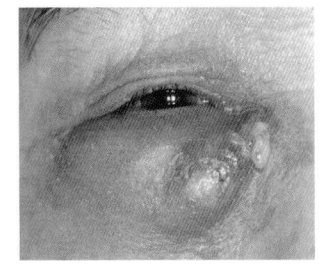

思考のプロセス

　急性発症の痛みで来院しています. 病歴だけで診断が難しいときは, 画像が典型的なのが国試の原則ルールです. 眼の内側下方に発赤・腫脹と炎症所見があるので, 急性涙嚢炎ですね. よって, a, dが正解.

　他の選択肢もみてみましょう. bは部位が違いますね. 涙道洗浄ならば正解でした. cも部位が違いますね. まつ毛が邪魔をして生じるところではありません. eはヘルペスウイルスに有効ですが, 急性涙嚢炎は細菌感染なので無効です.

111I52 改編

23歳の女性. 右眼の痛みと充血とを主訴に来院した. 4年前から2週間使い捨てのソフトコンタクトレンズを常用しているが, 最近は4週間使用しているという. 昨夜, コンタクトレンズを外した後, 眼痛が出現した. 右眼の細隙灯顕微鏡写真を別に示す. 病変部の擦過物とコンタクトレンズ保存液の塗抹検鏡検査でGram陰性桿菌が検出された.

起因菌として考えられるのはどれか.

a 淋菌
b 緑膿菌
c クラミジア
d 大腸菌
e レジオネラ菌

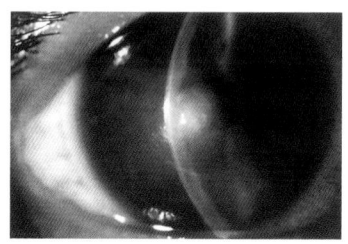

思考のプロセス

コンタクトレンズのトラブルですね. 不適切な使用が病歴から読み取れます. 「眼痛」を生じているため, 角膜障害を起こしているのでしょう. 文中に記載はありませんが, 視力障害もきたしているものと思われます. そのうえで画像をみると, 角膜の真ん中あたりが白く濁っているのがわかりますね.

角膜障害は, 細菌, 真菌, ウイルス, アレルギー, 異物など原因はさまざまですが, その原因の特定および除去がとても大切です. 今回はグラム染色によって, 細菌が確認されています. なので, 細菌性角膜潰瘍であり, この原因菌といえば黄色ブドウ球菌や肺炎球菌が多いですが, 緑膿菌は外せません. グラム陰性桿菌が出ているということなので, bが正解.

他の選択肢もみてみましょう. aはグラム陰性球菌であり, cとeはそもそもグラム染色で見えません. dは同じグラム陰性桿菌なので, 迷った人もいるかもしれません. ただ, 一般的な原因菌とは言いにくいです (う◯ちを触った手でコンタクトレンズを外したりしていなければ……笑). まぁ, 現実的には, 緑膿菌をカバーする抗菌薬は大腸菌もカバーしているので, ここの鑑別はそれほどムキになる必要はありません. 逆に, 大腸菌と決めつけて, 緑膿菌カバーを外してしまう方が問題になります.

3 周囲に伝染しやすい
感染症（ウイルス）

眼に感染するウイルスは，一般的にも知られている「**結膜炎**」の原因となるものが多いです．細菌と異なり，周囲に伝染しやすく，「**周囲に同じような症状の人がいるか？**」というのは重要な問診事項となります．

◆ 結膜炎は予防が命！

復習ですが，結膜はどこにあるでしょう？　意外とすぐに答えられなくありませんか？　この機会に復習しておきましょう（→ P.3 **図 1-1**）．身体所見で「貧血（眼瞼結膜）」や「黄染（眼球結膜）」をみるところにもなるので，とても重要な解剖学的知識です．

結膜炎の症状は，流涙（涙が出る），眼脂（目やにが出る），瘙痒・疼痛（痒みや痛みが出る），結膜充血（血管が増生する）の４つです．ここはイメージがつきやすいでしょう．特に結膜充血がみられていれば，結膜炎をまず疑うのがセオリーとなります（**図 3-1**）．

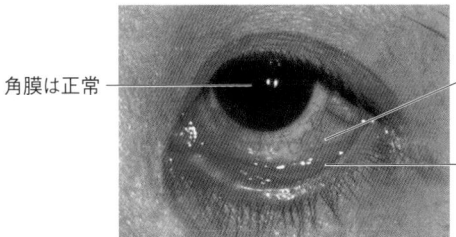

角膜は正常　　　　　　　　眼球結膜
　　　　　　　　　　　　　いずれも真っ赤！
　　　　　　　　　　　　　眼瞼結膜

図 3-1　結膜充血（100D4）

結膜充血 → 結膜炎をまず考えよう！

　ウイルス感染なので，細菌と異なり特効薬があまりなく，基本的には**対症療法**で OK．より重要なのは，眼に感染するウイルスは接触感染によって伝染しやすいため，**予防**を怠らないことです！　基本的ですが，**手洗い**，**アルコール消毒**，**物の共用回避**が欠かせません．

◆ 流行性角結膜炎＝はやり目

　アデノウイルス 8 型が主な原因．はやり目の「は」で 8 型と覚えましょう．ついでに 8 月（夏）に流行するので，合わせて覚えましょう．

　結膜炎症状（4 つちゃんと言えますか？）に加えて，**耳前リンパ節腫脹**をきたします．特に後者は本疾患のキーワードとなるので，必ずおさえておきましょう．ちなみに耳後リンパ節腫脹といえば？……風疹のキーワードでしたね．

 耳前リンパ節腫脹 → 流行性角結膜炎をまず考えよう！

◆ 咽頭結膜炎＝プール熱

　アデノウイルス 3, 7 型が主な原因．こちらも夏に流行します．「みんな（37）でプール」と覚えましょう．

　流行性角結膜炎と同様に結膜炎症状をきたしますが，こちらは少し弱めであり，どちらかというと**発熱**や**咽頭痛**を主訴に来院します．なので，風邪と間違われていることもしばしばなんですよね……．

　誤診しても対症療法なんだからいいじゃん！……と思った人はまさかいませんよね？　そう，前述したとおりに予防がとても大切なので，ただの風邪だと思って学校でパンデミック（大流行）……なんてことにはならないようにしたいです．学校保健安全法によっても，**症状が消えてから2日経つまでは登校させない**（第2種）と定められています．

◆ 急性出血性結膜炎は潜伏期で見極める

　エンテロウイルス70型が主な原因．結膜炎症状に加えて結膜下出血がみられます（図3-2）．

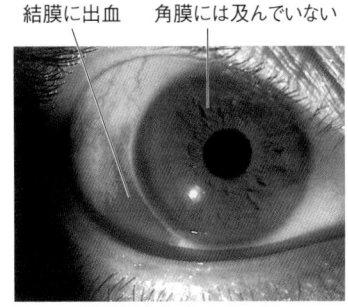

結膜に出血　　角膜には及んでいない

図3-2　結膜下出血（103A30）

　結膜下出血は一見派手でびっくりしますが，自然に吸収されるため，問題になりません．結膜下出血はそもそも健常人にも日常的によくみられるものであり，あくまで結膜炎症状があるかどうかが重要です．

　さて，ここまで3つのウイルス性結膜炎をみてきたわけですが，潜伏期間の違いが国試でよく問われるところです．アデノウイルスは1週間，エンテロウイルスは1～2日を目安にしておいてください（表3-1）．

表3-1　ウイルス性結膜炎のまとめ

	主な原因ウイルス	潜伏期	症状
流行性角結膜炎	アデノウイルス8型	1週間	結膜炎症状 **耳前リンパ節腫脹**
咽頭結膜炎	アデノウイルス3, 7型	1週間	（結膜炎症状） **発熱，嚥頭痛**
急性出血性結膜炎	エンテロウイルス70型	**1～2日**	結膜炎症状 **結膜下出血**

◆ 角膜ヘルペスには特効薬がある！

　眼科救急疾患の１つです．まず重要なこととして，**単純ヘルペスウイルス１型**（HSV-1）**の感染部位は角膜**だということです．つまり，角膜障害を起こして視力低下や眼痛を生じさせるわけですね．ヘルペスウイルスには特効薬の**アシクロビル眼軟膏**があるため，できるだけ早期にこれを使用します．

　角膜ヘルペスでは，**樹枝状の角膜潰瘍**がみられるのが特徴です（**図3-3**）．進行すると，樹枝状→地図状→円盤状（角膜混濁）と拡大していくのもおさえておきましょう．

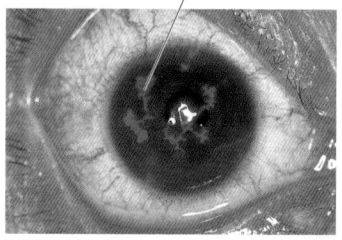

角膜に樹枝状の潰瘍

図 3-3　角膜ヘルペス（95G8）

　また，**角膜知覚の低下**を起こすのもポイントです．……えっ？角膜だから痛いだけじゃないの？と思ったかもしれませんが，ヘルペスウイルスによる三叉神経障害があるため，痛いけど知覚は低下しているという一見矛盾したような現象が起きています．

> **Amasawa's Advice**
>
> 角膜知覚の低下 → 角膜ヘルペスをまず考えよう！

感染症（ウイルス）

流行性角結膜炎

原因菌	アデノウイルス 8 型
潜伏期	1 週間
症状	結膜炎症状 耳前リンパ節腫脹
治療	対症療法
予防	手洗い，アルコール消毒，物の共用回避
備考	夏に流行する 結膜炎症状は，流涙，眼脂，瘙痒・疼痛，結膜充血である

咽頭結膜炎

好発	小児（夏）
原因菌	アデノウイルス 3, 7 型
潜伏期	1 週間
症状	結膜炎症状 発熱，咽頭痛
治療	対症療法
予防	手洗い，アルコール消毒，物の共用回避
備考	登校可は症状消失から 2 日後 結膜炎症状は弱めで，風邪に類似する

急性出血性結膜炎

好発	成人
原因菌	**エンテロウイルス 70 型** **コクサッキーウイルス A24 型**
潜伏期	1 日
症状	結膜炎症状 **結膜下出血**
治療	対症療法
備考	結膜下出血は健常人にもよく起こる

角膜ヘルペス

原因菌	**単純ヘルペスウイルス 1 型**
誘因	**ストレス，過労，ステロイド点眼**
症状	**眼痛，視力障害，角膜知覚の低下** 羞明，流涙，充血
検査	**樹枝状→地図状→円盤状の角膜潰瘍** （フルオレセイン染色でより明瞭となる） 病巣擦過物に対し PCR 法
治療	**アシクロビル眼軟膏** 不可逆的になれば角膜移植を検討する
備考	樹枝状角膜炎ともいう 混合感染予防のため，実臨床では抗菌薬も投与する VZV も原因となることがある

解 い て み た
感染症（ウイルス）

102A38 改編

65 歳の女性．前日からの右眼の眼脂，流涙および結膜充血を主訴に来院した．
同居している 7 歳の孫に約 1 週前から同様の症状があった．羞明がある．右
耳前リンパ節の腫脹と圧痛とを認める．前眼部写真を次に示す．

この疾患で正しいのはどれか．

a　飛沫感染する．

b　片眼のみの発症が多い．

c　発症後 3，4 日で自然治癒する．

d　潜伏期は 1〜2 日である．

e　特異的療法はない．

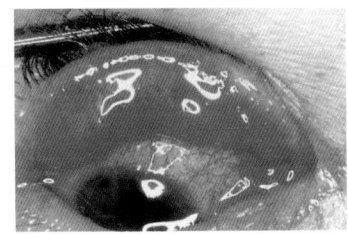

思考のプロセス

　「結膜充血」から，結膜炎をまず考えます．眼脂，流涙も結膜炎で説明で
きますね．また，「耳前リンパ節の腫脹」があることから，流行性角結膜炎
が最も考えられます．周囲に同様の症状があるのも合致しますね．一応画像
も確認しておくと，結膜充血がガッツリあるのがわかります（情報は増えま
せん）．

　1つずつみていきましょう．a は違いますね．原因はアデノウイルスであり，
接触感染を起こします．b は a の知識に付随しますが，無意識に眼をこすっ
てしまい，対側にも生じることが多いです．c は実践的でちょっと難しいか
もしれませんが，治るのに 1〜3 週間程度かかります．治りが悪い分，伝染
をいかに食い止められるかが，より重要なわけです．d は違いますね．急性
出血性結膜炎の原因であるエンテロウイルスなら 1〜2 日ですが，アデノウ
イルスなら 1 週間程度です．この患者さんはお孫さんから感染してしまっ
たのでしょう．よって，e が正解．対症療法のみで OK（何度も言いますが，
予防が大事！）．

　ちなみにですが，流行性角結膜炎とあるように，重症化すると角膜障害も
生じます．余裕があればおさえておきましょう．

36歳の男性．2日前に左眼の充血と流涙とを自覚したため来院した．ハードコンタクトレンズを使用している．会社の同僚が1週間前まで同様の症状で治療中であった．耳前リンパ節の腫大と圧痛とを認める．左眼の前眼部写真を別に示す．

この患者への生活指導として正しいのはどれか．**2つ選べ**．

a　頻回の洗眼を勧める．

b　コンタクトレンズの装用は許可する．

c　家族より先の入浴を勧める．

d　流水による手洗いの励行を勧める．

e　うがいの励行を勧める．

f　外出は禁止する．

g　患者が接触した物のアルコール消毒を行う．

h　抗菌薬点眼を処方する．

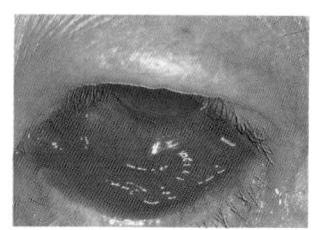

<hr>

思考のプロセス

　こちらも「結膜充血」は明らかで，前問とほぼ類似したエピソードがみられます．今回は，流行性角結膜炎の感染防止について問われています．手洗い，アルコール消毒，物の共用回避の3つを意識して，選択肢をみていきましょう．

　aの洗眼は無効ですし，右眼に拡がる可能性を高くするだけです．bもだめ．異物は感染の温床となるのは，感染診療における基本中の基本です．cもだめですね．最後に入ってもらいましょう．dはよいですね．eも風邪などには大切ですが，本疾患には関係ありません．fは現実的でありません．登校制限はありますが，行動そのものを禁止するような拘束力はありません．gはいいですね．hはウイルスなので意味がありません．よってdとgが正解．

オリジナル

急性出血性結膜炎の説明として正しいのはどれか．

a　アデノウイルスが原因として多い．

b　結膜下出血のみが症状となる．

c　潜伏期は 1〜2 日である．

d　結膜下出血に対して電気焼灼を行う．

e　抗ウイルス薬を投与する．

思考のプロセス

　1 つずつみていきましょう．a は違いますね．急性出血性結膜炎の主な原因はエンテロウイルス 70 型でした．b も違いますね．結膜炎症状の有無がポイントです．単なる結膜下出血だけであれば問題ありません．c が正解．アデノウイルスとの違いとして重要な点です．d は違いますね．結膜下出血はそもそも日常でよくみられますし，経過観察で OK．e も違いますね．アデノウイルス同様，エンテロウイルス 70 型への特効薬はありません．

96D55

50歳の男性．数日前からの右眼の視力低下と痛みとを主訴に来院した．視力は右 0.3（矯正不能），左 1.2（矯正不能）．右前眼部写真（A）とフルオレセイン生体染色前眼部写真（B）とを次に示す．左眼に異常はみられない．この疾患でみられるのはどれか．

a　散瞳
b　角膜知覚低下
c　前（眼）房混濁
d　水晶体混濁
e　眼圧上昇

A
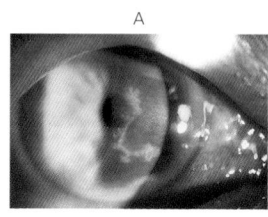

B
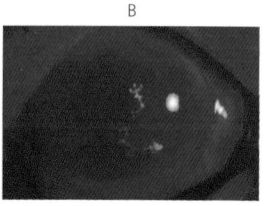

思考のプロセス

　「視力低下＋眼痛」から，角膜障害をまず考えます．病歴だけで診断が難しいときは画像が典型的であるという原則があるので，安心して画像をみてみると，角膜に樹枝状の傷（潰瘍）があるのがわかります．右の画像も同様ですね．角膜ヘルペスであり，b が正解．アシクロビル眼軟膏による治療が必要です．

　ちなみにですが，a と e は緑内障，c はぶどう膜炎，d は白内障を連想させるキーワードです．2 周目以降は別の角度からも，この問題を解けるようになっていることでしょう．

非感染症による結膜炎
アレルギー

4

　第 2, 3 章では感染による結膜炎をみてきましたが，本章ではアレルギーによる結膜炎を学んでいきましょう．どちらかというと，疼痛よりも**瘙痒感が目立つのが特徴です**.
そうようかん

◆ 花粉症はアレルギー性結膜炎の 1 つ

　花粉やハウスダストなどのアレルゲンが結膜に付着して生じます．アレルギー性鼻炎も合併しやすく，眼は痒いし，鼻もぐずついて，気分は最悪…….好酸球や IgE が上昇する **I 型アレルギー**であり，抗ヒスタミン薬点眼やステロイド点眼が有効です.

◆ 春季カタル＝アレルギー結膜炎＋角膜障害

　春季カタルは，**I 型アレルギー＆IV型アレルギー**という特殊な組み合わせで生じるアレルギー性疾患です．両眼性に肉芽腫が大量発生し，**結膜が石垣状になる**，非常に印象的な見た目を呈します（**図4-1**）．一度見れば忘れないでしょう！

結膜がボコボコ

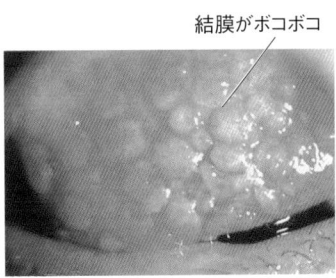

図 4-1　春季カタル（101G55）

おさえておいて欲しいのは，増殖した肉芽腫による機械的刺激によって**角膜が傷つきやすい**ということ．なので，早期から抗ヒスタミン薬点眼やステロイド点眼／内服をして治療します．

Amasawa's Advice

💡 **春季カタル → アレルギー性結膜炎 ＋ 角膜障害**

◆ 巨大乳頭結膜炎＝コンタクトレンズに対するアレルギー

コンタクトレンズのトラブルの１つです．コンタクトレンズの不適切な使用によって付着した**汚れに対するアレルギー反応**であり，春季カタルとほぼ同様の症状をきたします．

ついでなので，コンタクトレンズのトラブルをまとめていきます．国試では以下の３つを想起するようにしてください．

重要 **コンタクトレンズのトラブルまとめ**

① 細菌性角膜潰瘍（感染）
② 巨大乳頭結膜炎（アレルギー）
③ ドライアイ

アレルギー

アレルギー性結膜炎

原因	I型アレルギー
症状	結膜炎症状（流涙，眼脂，**瘙痒感**，結膜充血）
合併症	**アレルギー性鼻炎**
検査	好酸球↑，IgE↑
治療	**抗ヒスタミン薬点眼，ステロイド点眼**

春季カタル

好発	学童期男児
原因	I型アレルギー＋IV型アレルギー
症状	結膜炎症状 **角膜障害**
所見	結膜に**石垣状**の乳頭増殖
治療	**抗ヒスタミン薬点眼，ステロイド点眼/内服**
備考	春に悪化しやすい

巨大乳頭結膜炎

原因	コンタクトレンズトラブルに対するⅠ型アレルギー
症状	結膜炎症状 **角膜障害**
所見	結膜に**石垣状**の乳頭増殖
治療	抗ヒスタミン薬点眼，ステロイド点眼 **コンタクトレンズの使用中止**

解いてみた
アレルギー

オリジナル

好酸球上昇が**みられにくいもの**はどれか.

a　春季カタル

b　肺吸虫症

c　アレルギー性結膜炎

d　腸チフス

e　アニサキス

思考のプロセス

　好酸球が上がるのは，Ⅰ型アレルギーもしくは寄生虫感染が代表的なところです．これを踏まえて1つずつみていきましょう.

　aの春季カタルはⅠ型アレルギー + Ⅳ型アレルギーなので，上昇してよいですね．bは寄生虫なのでOK. cのアレルギー性結膜炎もⅠ型アレルギーなので，上昇してよいです．dは単体の知識でも知っておいて欲しいですが，腸チフスではむしろ好酸球が消失するという特徴があります．よってdが正解．eのアニサキスは寄生虫であり，好酸球上昇がみられることがあります.

ウイルスが原因となるのはどれか．**2つ選べ**.

a　霰粒腫

b　春季カタル

c　咽頭結膜炎

d　巨大乳頭結膜炎

e　急性出血性結膜炎

思考のプロセス

　1つずつみていきましょう．a は Meibom 腺の慢性炎症が病態であり，そもそも感染症ではありません．b は I 型アレルギー＋IV型アレルギーですので，これも異なります．c はアデノウイルス 3,7 型が原因でしたね．d はコンタクトレンズのトラブルにおけるアレルギー version です．e はエンテロウイルス 70 型が原因でした．よって，正解は c, e です．

6歳の男児．両眼の痒みを主訴に母親に連れられて来院した．2週前から両眼の痒みと眼球結膜の充血とが生じ，改善しないため受診した．矯正視力は右1.2，左1.2．左眼の上眼瞼を翻転した写真を次に示す．

点眼薬として有効なのはどれか．

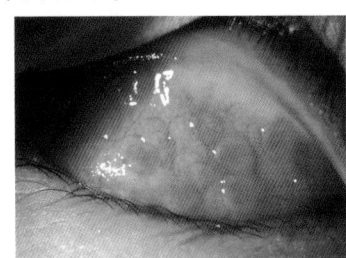

a　抗菌薬
b　抗真菌薬
c　人工涙液
d　抗アレルギー薬
e　プロスタグランディン関連薬

思考のプロセス

「結膜充血」からは，結膜炎をまず考えます．瘙痒感が主訴なので，感染というよりもアレルギーの可能性が高くなります．ただし，感染でも瘙痒感がメインとなることもあるので，これのみで断定はできません．病歴だけで診断が難しいときは……そう，画像が典型的のはずでしたね．画像では，眼瞼結膜がボコボコしており，いわゆる石垣状となっています．コンタクトレンズの使用はありませんね．春季カタルの診断でよく，dが正解．幸いにも眼痛や視力障害の訴えはなく，角膜障害までは至っていないようです．

5 白内障

加齢以外の原因を考えよう！

国試の傾向と対策

一般の人にも周知されている疾患ですね．国試で診断に迷うことはあまりありませんが，**毎年細かいところを 1 〜 2 つずつのペースで出題される傾向にある**ので，全体像をつかんでおく必要があります．特に原因については他の疾患を発見する契機ともなるため，国試までにはしっかりおさえておきましょう．

◆ 白内障は 80 歳以上でほぼ必発！

白内障は，**水晶体内部の蛋白が変性**（→混濁）するのが病態です（図 5-1）．水晶体は屈折力に関与していましたし，光の通り道でしたね．そのため，視力障害を起こすということは自明の理でしょう．

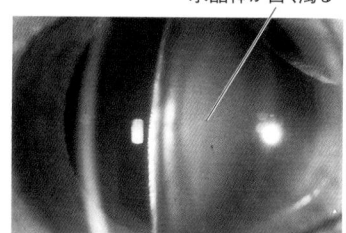

水晶体が白く濁る

図 5-1　白内障（97A9）

◆ 白内障の原因は多岐にわたる

ほとんどの原因は**加齢**による変性です．ただし，背景に何かしらの疾患が隠れていることもあり，**アトピー性皮膚炎，ぶどう膜炎，糖尿病，ステロイド，外傷**の 5 つはスラスラ言えるようにしておきましょう．余裕がある人は，放射線，網膜色素変性症，Down 症候群あたりまでおさえておくとバッチリです．

Amasawa's Advice

💡 **若年者の白内障 → 原因を必ず考えよう！**

どんな疾患でもそうですが，原因があって発症しているものについては，**原因の除去**が最も効果的な治療となります．ちなみにですが，アトピー性皮膚炎に合併する眼疾患といえば以下の３つが挙げられます．違う切り口からも学んでおきましょう．

重要　アトピー性皮膚炎の眼合併症まとめ

① アレルギー性結膜炎
② 白内障
③ 裂孔原性網膜剝離

◆ 白内障に必要な検査

下の図（**図 5-2**）は眼をクローズアップして，スリット状の光を入れたものです．これは**細隙灯顕微鏡検査**という角膜～水晶体あたりの前眼部を観察するのに最も優れている検査です．解剖とどう照らし合わせればよいかは，下の図を参照してください．

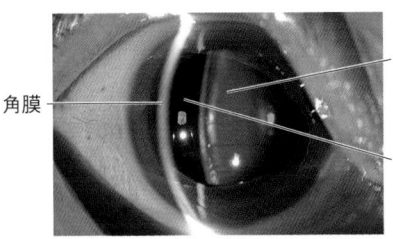

角膜　　水晶体（混濁）　　前房

図 5-2　細隙灯顕微鏡でみえるもの
　　　（105I75）

上の図では**水晶体が混濁**しているのがわかります．これで白内障の診断はできますが，先ほども述べたように，背景となる疾患が何か隠れていない

か？と考えるのがとても大切です．そのため，白内障の診断をしたら二次性（他疾患）の除外のため，**眼底検査**を行うのが通常です．

ただし，眼底検査というのは水晶体を通して眼の内部を覗く検査です．そのため，水晶体の濁りが強すぎるケースでは全く所見がとれなくなります．そんなときに眼の内部の情報を間接的に得ることができる検査があります．それが**網膜電図（ERG）**というものです．この検査については後ほど解説するので，ここではそういうものがあるんだなぁ〜というのだけ知っておけばよいです．

Amasawa's Advice

眼底所見がとれない → 網膜電図が次の一手！

◆ 白内障の治療は高齢者の希望の光となった

白内障の基本的治療は**手術**になります．手術内容は，水晶体超音波乳化吸引（**PEA**）＋眼内レンズ挿入（**IOL**）です．長い名前ですが，要は「濁った水晶体を超音波で吸引して，空いたスペース（水晶体嚢内）に眼内レンズを置くよ」ということです．

眼内レンズ（**図5-3**）はオーダーメイドになります（眼鏡を作るようなものなので，当たり前ですね）．この眼内レンズを作るときに必要となる主な情報は，眼軸長（→度数の決定）と角膜曲率半径（→角膜の屈折力）の2つです．眼鏡やコンタクトレンズと違って，挿入後は簡単に変更できませんので，慎重に検討します（眼科医以外に必要となる知識とは全く思いませんが，過去に出題あり……）．

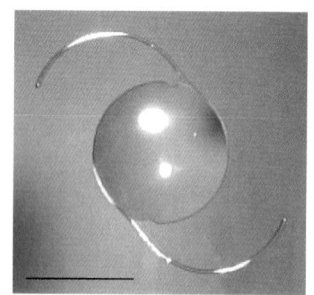

図5-3 眼内レンズ（97A10）

◆ 術後のトラブル３つ

　白内障手術は，比較的若手でも会得できる手術の１つです．日帰りでもできるし，患者さんにとっても負担の少ない手術です．しかし，何事にもトラブルは起きうるもの．代表的な３つの術後合併症について学んでいきましょう．

①術後眼内炎

　どんな手術でもつきものなのが感染症です．ご存知の通り，無菌操作が望まれる所以ですね．術後しばらくは予防として抗菌薬点眼も行います．もしも感染してしまった場合は，失明の危険があるため，再手術となります．

②後発白内障

　取り切れなかった水晶体成分が増殖してしまい，再度白内障を生じてしまうものです．再発率は術後１年で12％，５年で28％といわれています．この場合も再手術となります．

③水疱性角膜症

　まずはじめにいっておきますが，現在の白内障手術ではこのリスクは極めて低いです．しかし，この疾患を学ぶことで，他の疾患についてもより理解が深まるので，しっかりと学んでおきましょう．

　昔の白内障手術は前房に眼内レンズを置いていました．そのため，角膜を傷つけやすかったのです．角膜障害ですから，細菌性角膜潰瘍と同様に眼痛と視力障害を起こすのは想像がつきますね．

　ただ，細菌性角膜潰瘍は外部からの感染によって生じるのに対し，水疱性角膜症は再生されない内皮細胞のある内部から障害されます．
　内部から傷つくために，傷ついたところへの前房水の入り込みも生じ，これによって角膜全体が白っぽく見えるように

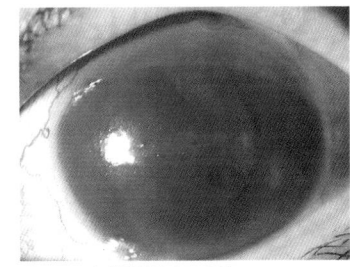

図 5-4　角膜浮腫（99G9）

なります．これを角膜浮腫といいます（**図5-4**）．これが不可逆的になると，角膜移植しか根治の手はなくなります．

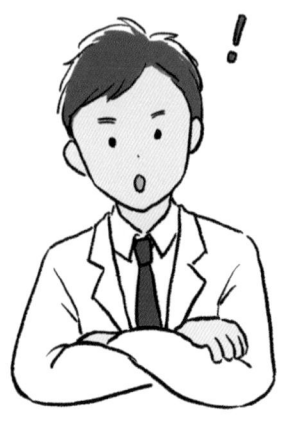

白内障

白内障

原因	加齢，アトピー性皮膚炎，ぶどう膜炎，糖尿病，ステロイド，外傷，放射線，網膜色素変性症，Down症候群，白内障術後，先天性風疹症候群，副甲状腺機能低下症，筋強直性ジストロフィー
症状	視力障害，羞明
検査	細隙灯顕微鏡検査で水晶体混濁をみる 眼底検査で二次性疾患を除外する ※混濁が強いときは網膜電図（ERG）で代用する
治療	水晶体超音波乳化吸引（PEA）＋眼内レンズ挿入（IOL） ※原因があれば原因除去
備考	眼内レンズ作製に眼軸長と角膜曲率半径の情報が必要となる 前房にレンズを置くと水疱性角膜症のリスクが高くなる 症状がなければ進行を抑制する薬物療法でもよい

水疱性角膜症

原因	内眼手術（昔の白内障手術など） 急性閉塞隅角緑内障，角膜障害を起こす疾患
症状	眼痛，視力障害
検査	細隙灯顕微鏡検査で角膜浮腫をみる スペキュラーマイクロスコープで角膜内皮細胞の減少をみる
治療	角膜移植 ※軽度なら治療用ソフトコンタクトレンズなど

解 い て み た
白内障

オリジナル

白内障を合併しやすいものとして**誤っているもの**はどれか.

a　糖尿病

b　外傷

c　Vogt-小柳-原田病

d　ステロイド

e　放射線照射（早期）

思考のプロセス

　白内障の原因は必須暗記事項です. a〜dまでは確実におさえておきましょう. e は晩期の合併症であれば正しいのですが, 早期の合併症ではありません. よって e が正解.

109D26

76歳の女性．右眼の視力低下を訴えて来院した．1か月前から右眼が見えなくなり回復しないため受診した．右眼の視力は手動弁．右眼の散瞳薬点眼後の前眼部写真を別に示す．眼底は観察が不能であった．

行うべき検査はどれか．

a　調節検査

b　屈折検査

c　角膜知覚検査

d　網膜電図〈ERG〉

e　光干渉断層計〈OCT〉

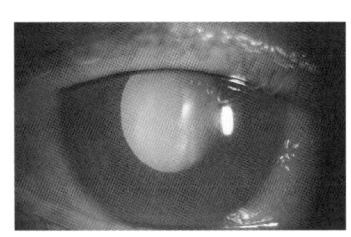

思考のプロセス

　高齢者の1か月前からの視力低下です．ここで，「手動弁？」となった人もいるでしょうから，補足しておきます．手動弁とは，手が動いているのがギリギリわかる程度の視力ということ．似たようなものに，指数弁や光覚弁などもありますが，それぞれ，指の数はギリギリわかる，光があるのはギリギリわかる，という程度の視力を表します．端的にいってしまえば，0.01より悪い視力であるということです．

　問題に戻ります．病歴では決着がつかなさそうなので，画像をみてみましょう．こういうときの画像は典型的のはずです．そうすると，水晶体の混濁が明らかですね．白内障の診断は簡単です．次のアクションとして眼底検査が必要です．しかし，観察不能であるとのこと．そんなときは……？　そう，網膜電図〈ERG〉ですね．二次性（他疾患）の除外のために必須です．よってdが正解．

　他の選択肢はみるまでもありません．が，2周目ならば，どの検査がどんな疾患に有用かまで言えるようになっておきましょう．以下，初学者は飛ばしてください．aは調節異常である老視，bは屈折異常である近視，遠視，乱視，cは角膜ヘルペス，eは網膜疾患（特に黄斑疾患）に有用ですね．

101A9

80歳の女性．視力低下を主訴に来院した．最近，身の回りのことができにくくなっている．視力は右眼 0.08（0.1×−3.0D），左眼 0.07（0.2×−3.0D）．眼底に異常を認めない．散瞳薬点眼後の右眼の細隙灯顕微鏡写真を次に示す．左眼にも同様の所見がみられる．

対応として最も適切なのはどれか．

a 経過観察
b 硝子体切除術
c ビタミンA内服
d 副腎皮質ステロイド薬点眼
e 水晶体超音波乳化吸引・眼内レンズ
　挿入術

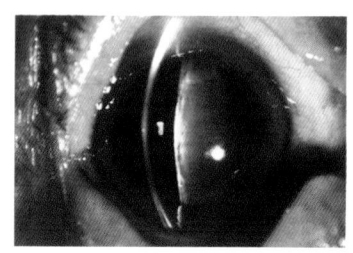

思考のプロセス

　高齢者の視力低下（両眼性）です．病歴から疾患早期のメルクマールはなさそうですので，素直に画像をみてみましょう．水晶体の混濁があるので，白内障の診断は容易です．先ほどの問題もそうですが，白内障の問題では，画像による診断が優先される傾向があることはおさえておきましょう．

　眼底に異常がないことがわかっています．こうなれば，白内障の治療によって視力回復が見込めるので，手術適応といえます．よって e が正解．

　他の選択肢もみてみましょう．a はいけませんね．身の回りのことができにくくなっていることから，日常生活に支障があり，できることなら手術が望ましい状況です．もしも，経過観察を選ぶときは患者さんの主訴に立ち返ることを忘れないようにしましょう．b は硝子体出血や黄斑円孔に有効なものですが，今回は眼底に異常がないことから関係ありません．c は全く関係ありませんね．ちなみにですが，ビタミンA欠乏では夜盲をきたします．d のステロイドはむしろ白内障のリスクとなってしまいますので，ある意味禁忌といえます．

105I75 改編

75歳の男性．右眼の視力低下を主訴に来院した．細隙灯顕微鏡検査を施行し，水晶体の混濁程度から手術適応と判断した．

術前検査に必要な検査項目はどれか．**2つ選べ**．

a 眼軸長
b 角膜厚
c 前房深度
d 水晶体厚
e 角膜屈折力

思考のプロセス

　病歴を読むと，細隙灯顕微鏡検査で「水晶体の混濁」を認めていることから，白内障ということはすぐわかります．

　手術に必要なものといえば，オーダーメイドするための情報です．度数の決定のために必要な眼軸長と残存した角膜の屈折力を知るための角膜曲率半径の2つが大事でした．よって，正解はa と e．

110A9　難問

白内障手術後，2年経過して術後の霧視を訴える患者の細隙灯顕微鏡写真（徹
照像）を別に示す．

認められるのはどれか．

a　角膜白斑

b　角膜後面沈着物

c　前房蓄膿

d　後発白内障

e　硝子体混濁

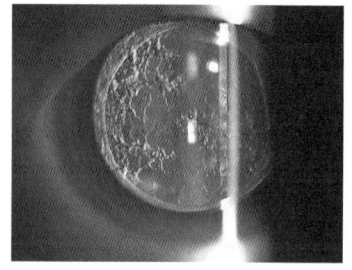

━━━━━━━━━━━━━━━ 思考のプロセス ━━━━━━━━━━━━━━━

　白内障術後という情報から，白内障の術後合併症をまず想起しなければな
りません．本文で紹介したように，術後眼内炎，後発白内障，水疱性角膜症
あたりが気になります．画像から水晶体の再混濁を読み取ってもよいですが，
感染徴候や眼痛が主訴となっていないことから，この中では後発白内障を考
えたいです．よってdが正解．他の選択肢はみるまでもありません．

　ちなみにですが，正常の白内障術後と眼内炎・水疱性角膜症の画像を載せ
ておきます．参考にしてください．

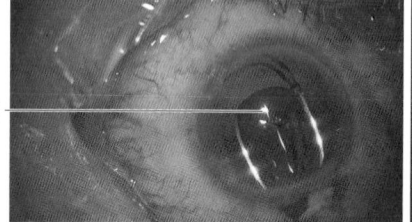

眼内レンズ

白内障術後（111D2）

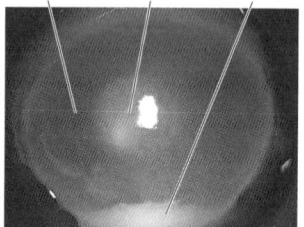

結膜出血　角膜混濁　前房蓄膿

眼内炎・水疱性角膜症（111D56）

6

「閉塞」と「開放」は異なる疾患と認識すべし

緑内障

═══ 国試の傾向と対策 ═══

　眼圧上昇とくれば緑内障！というのは鉄板ですが，そこで終わってしまっては一般の人と同じレベルです（笑）．また，実際の患者さんは「眼圧が上がりました」と言って来院することはありません．**見逃し厳禁！**な疾患ですし，研修医になってからのことも考え，ここは気合いを入れて学んでいきましょう！

◆ 眼圧上昇によって悪循環に入る

　復習になりますが，前眼部では<u>房水</u>が循環しています．房水は，ぶどう膜の１つである毛様体から産出され，後房→瞳孔→前房→隅角→線維柱帯→シュレム管へと流れるんでしたね（**図6-1**）．緑内障は，この流れが滞り，<u>房水が蓄積してしまう病気</u>です．つまり，<u>眼圧が上がる</u>という現象は房水の異常な溜まりによって生じるわけです．眼圧の正常値は**約10〜20 mmHg**と記憶しましょう．

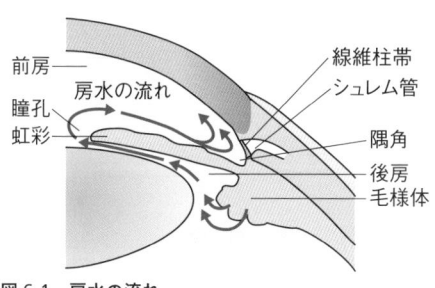

前房
房水の流れ
瞳孔
虹彩
線維柱帯
シュレム管
隅角
後房
毛様体

図6-1　房水の流れ

> **Amasawa's Advice**
>
> 眼圧 ≧ 21 mmHg → 緑内障をまず考えよう！

さて，ここが最も大切なのですが，「緑内障」と一言でいっても，それだけでは不十分なのです．緑内障は，眼圧がすごく上がるタイプとそこそこ上がるタイプの 2 つに大きく分けられます．つまり，眼圧上昇ときたら緑内障を考えるのが定石ですが，そこからさらに，どちらのタイプなのだろうか？と考える必要があるわけです．この 2 つは病態生理をはじめとして，症状，検査，治療法など大きく違うので，もはや異なる疾患であると認識しておいた方がよいです．

通常であれば，症状などからこれらを鑑別するのが王道ですが，国試ではおおよその数値を知っておくだけでも役に立ちます．眼圧がすごく上がるタイプを原発性閉塞隅角緑内障といい，約 50 mmHg 程度まで眼圧が上昇します．対して，そこそこ上がるタイプは原発性開放隅角緑内障といい，約 25 mmHg 程度でおさまることが多いです．

◆ 原発性閉塞隅角緑内障は急性発作を起こす！

さて，まずは「**閉塞**」タイプの緑内障から学んでいきましょう．この疾患は深くじっくり説明していきます．というのも，救急外来などにもひょっこり来るから．研修医になってからはもちろん，非専門医にとっても重要な疾患です．特に「眼痛」が主訴であれば，比較的わかりやすいのですが，「突然の頭痛」という主訴でも来るので，

「クモ膜下出血？」
「髄膜炎？」

などと誤った方向にいきがちな pitfall 疾患の 1 つです．失明の原因 No.**1**ですし，「CT を撮る前に，眼を必ずみなさい」というのは決まり文句です．

ちょっと脅かしすぎましたね．しかし，それくらい重要な疾患であること

に偽りはありません．病態生理からしっかり学んでいきましょう．

　「閉塞」タイプでは，**隅角が狭小化**し，房水が**急激**に貯留します．結果として，眼圧が著明に上昇します（緑内障発作）．ここまでは難しくありませんね．

　では，そもそも眼圧が上がると何が問題なのでしょうか？　……それは，**前眼部の構造物を圧排する**ことです．ここをしっかりおさえましょう！

　例えば，虹彩が押し広げられるとどうでしょうか？　瞳孔が強制的に開かれるわけですから，**散瞳**しますね．すると，隅角は潰されてますます狭小化します．この結果，眼圧はさらに上昇し，虹彩はさらに押し広げられ……と悪循環に陥っていくのが想像できます．緑内障発作に抗コリン薬は禁忌！という知識は有名ですが，交感神経優位となれば散瞳を助長してしまい，悪循環を助長してしまうからにほかなりません．

　また，角膜が後ろから前に押されるとどうでしょうか？　内側から角膜障害を起こしますから，眼痛や視力障害を生じます．これってどこかで聞いた話じゃないですか？　……そう，水疱性角膜症ですね．ですので，**角膜浮腫**がみられます．ちなみにですが，痛みによって交感神経優位となり，散瞳に傾いて……と，こちらも先ほどの悪循環を起こす要因の1つとなっています．このように，前眼部の構造物を圧排することが問題と理解していれば，さまざまな事象を説明可能になります．

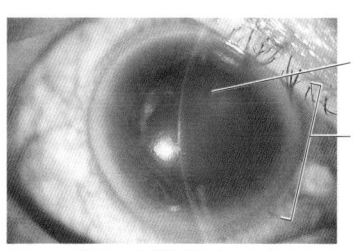

散瞳

角膜は全体的に白い
（角膜浮腫）

図6-2　散瞳・角膜浮腫（98I43）

それから，緑内障発作において**毛様充血**も外せない重要な所見です．これは結膜充血と違って，角膜の周りを取り囲むような充血です．一見地味ですが，眼科領域の red flag といわれており，これをみたら，以下の 2 つを挙げられるようにしましょう．

> **重要** **毛様充血まとめ**
>
> ① 緑内障発作
> ② ぶどう膜炎

Advanced ですが，房水貯留によって前房が浅く見えます．これを**浅前房**と呼びます．上記と合わせて，緑内障発作でみられる 4 つの所見を，**図 6-2, 6-3** と合わせてインプットしておいてください．

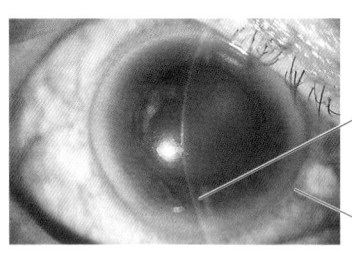

前房が浅い（浅前房）

角膜の周りを
取り囲む血管増生（毛様充血）

図 6-3 浅前房・毛様充血（98I43）

◆ まずは悪循環を断ち切ろう！

原発性閉塞隅角緑内障の治療までみてしまいましょう．緑内障発作を放置すると失明に至る可能性があるため，発作時の初期対応くらいは皆さんもできるべきです．といっても難しく考える必要はなく，シンプルに**眼圧を下げる**ことに全力を注げばよいだけです．「点眼」ならコリン作用の縮瞳薬（ピロカルピン），「内服」なら房水産出を抑制する炭酸脱水酵素阻害薬，「点滴」なら房水排出を促す浸透圧利尿薬（マンニトール / グリセオール）が使えます．

発作を乗り切ったら，眼科専門医に必ずコンサルトしましょう．隅角検査で確定診断をしたら，**レーザー虹彩切開術**という治療を行います．これは光凝固を使って虹彩に複数の孔を開け，房水の通り道を作ってあげるという手術になります．

Amasawa's Advice

緑内障発作 → まずは眼圧を下げ，落ち着いたら手術へ！

◆ 原発性開放隅角緑内障はゆっくりと眼圧が上がる

続いて，「**開放**」タイプの緑内障を学んでいきます．しっかり頭を切り替えてくださいね！

こちらは線維柱帯が狭くなって生じます．「閉塞」ほど狭くならないので，慢性的にちょっと眼圧が高い状態が続く疾患です．これにより，後眼部にある網膜を圧排し，ゆっくりと障害が起こります．「閉塞」タイプは急性かつ前眼部を主体とした障害であったのに対して，かなり様相が違うのがわかるでしょう．

第1章でも述べましたが，黄斑部（特に中心窩）が視力にとって最も重要であるため，ここは障害されにくいような構造をとっています．そのため，「開放」タイプでは，視力障害が起きにくいのです．一方，視神経乳頭近傍の網膜はやや脆弱であることが知られており，ここから障害されていくのが典型的です．この弱い部分の神経線維欠損によって生じる視野障害を**傍中心暗点**，**Bjerrum 暗点**（**弓状暗点**）といいます（**図 6-4**）．逆にいうと，これらの視野障害をみたら，とにかく眼圧を測れ！といえますね．

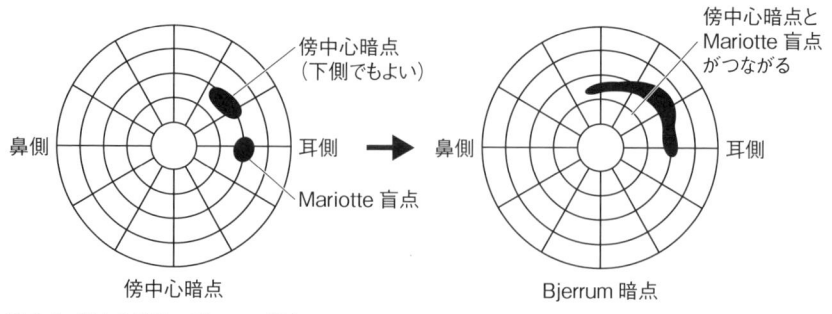

傍中心暗点
（下側でもよい）

傍中心暗点と
Mariotte 盲点
がつながる

鼻側　　　　　　　　　　　　　　耳側　→　鼻側　　　　　　　　　　　　　耳側

Mariotte 盲点

傍中心暗点　　　　　　　　　　　　　　　　　Bjerrum 暗点

図 6-4　傍中心暗点→ Bjerrum 暗点

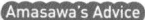

Amasawa's Advice

傍中心暗点・Bjerrum 暗点
　　　　　→ 原発性開放隅角緑内障をまず考えよう！

◆ 原発性開放隅角緑内障に有用な検査

　いよいよ眼底写真の登場です．嫌だぁ〜！と思われたかもしれません．気持ちはわかります（笑）．次に示すのは，原発性開放隅角緑内障の眼底写真です（**図6-5**）．とりあえず眺めてみませんか？

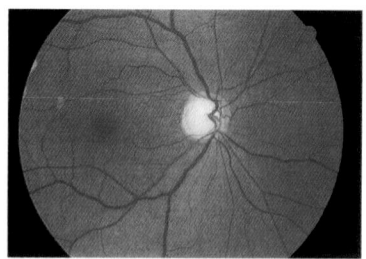

図 6-5　原発性開放隅角緑内障（98I27）

　朗報です．ここで眼底写真を読めるようになろう！と，わたくし（天沢）は言いません．

今は思いっきりスルーしてかまいません．

「えっ？そんなんで国試大丈夫かよ！？」
と思われたかもしれませんね．しかし，よいのです．

　原発性開放隅角緑内障の眼底所見は，視神経乳頭陥凹の拡大と網膜神経線維層欠損（NFLD）の2つです．前者は視神経乳頭比（C/D比）の上昇ともいわれます．

　ここで，眼底写真について詳しく教えてもいいのですが，**正常な眼底をたくさん見慣れていないと，そもそも何がどう異常なのかわからない**という問題に直面します．これと全く同じ画像が出題されるなら恐れることはないのですが，ちょっとひねりを加えられるだけで全く太刀打ちできなくなるでしょう．かといって，眼底所見を極めようとするのはあまりにもコスパが悪いですし，全部捨てるのも不安だと思います．

　そのため，天沢から皆さんに教えるのは，**病態生理と絡めて典型的な眼底所見をみられるようになろう**，ということにしたいと思います．実際の臨床で，眼底所見を完璧にアセスメントできる非専門医など必要とされません．というか，眼底所見なんてチンプンカンプンの臨床医がほとんどなんですから，そんな問題を医学生に出すなよ，と言いたいところですけどね（笑）．とりあえずこういうことが起こっているのだな！と理解できるくらいのレベルに達することができれば，十分すぎると思います．

　話を戻します．原発性開放隅角緑内障では，少し高い眼圧によって後眼部が押されるのでしたね．視神経乳頭も例外ではありません．視神経乳頭はやや突出していますが，中央部はもともと少し凹んでおり，この凹みが強くなることを「視神経乳頭陥凹の拡大」と表現します．それから，NFLDというのは，先ほど学んだ視神経乳頭近傍の弱い部分の網膜における神経線維欠損により，脈絡膜が透見されて若干濃くみえるというものです．

正常のC/D比がどれくらいかなんてわかりませんよね．NFLDもまず拾えません．なので，眼底写真からこれらをみつけて一発正答！というのではなく，**病歴から当たりをつけたうえでそれっぽい所見があるかを画像で確認する**，という解き方にしていきましょう．ただし，キーワードが文中に出てきた場合は一発正答してください．このシステムを使えば，ぐんっと問題が解けるようになると思います．

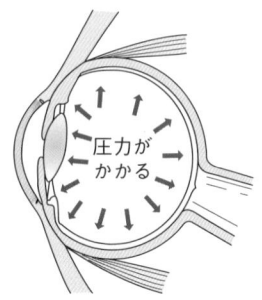

図6-6 眼圧上昇による圧迫

図6-7 原発性開放隅角緑内障 （98I27）

内側
（乳頭陥凹）
が大きい

 Amasawa's Advice

視神経乳頭陥凹の拡大 → 原発性開放隅角緑内障をまず考えよう！

◆ 原発性開放隅角緑内障の治療は房水のコントロールを

治療は，房水排出を促進するような**プロスタグランジン（PG）製剤（第一選択）**もしくは房水産出を抑制するようなβ**遮断薬**や炭酸脱水酵素阻害薬を使い，眼圧低下を目指します．ただし，複数の薬を組み合わせてもせいぜい10 mmHg下げられる程度ですので，コントロールが難しい場合は**レーザー線維柱帯形成術**という外科的治療も考慮します．

◆ 閉塞性と開放性を比べてみた

表6-1を参照しながら，「閉塞性」と「開放性」の2パターンを比較してみましょう！ 発症形式，症状，検査，治療薬，手術内容などいずれも異な

表 6-1　緑内障における閉塞性と開放性の違い

	閉塞性	開放性
発症形式	急性	慢性
症状	視力障害	視野障害
検査	細隙灯顕微鏡検査 （前眼部が主体）	視野検査・眼底検査 （後眼部が主体）
治療薬	縮瞳薬 （ピロカルピンなど）	房水排出促進・産生抑制薬 （PG製剤・β遮断薬など）
手術内容	レーザー虹彩切開術	レーザー線維柱帯形成術

ることがよくわかります.

◆ 続発性緑内障の原因をおさえよう

　何かしらの原因があって生じる緑内障を続発性緑内障といいます. 原因が
あるということは, その原因の治療が重要になってくる, ということはいわ
ずもがなですね. 大きく3つに分けて紹介します.

重要 ## 続発性緑内障の原因まとめ

　① 新生血管：糖尿病性網膜症, 網膜静脈閉塞症
　② ぶどう膜炎（特にサルコイドーシス）
　③ ステロイド
　※他に Sturge-Weber 症候群, von Hippel-Lindau 病, 外傷なども

　初見の疾患もあると思うので, とりあえず今は眺める程度で OK. 2周目
に入ったら, これらも言えるようになりましょう. いずれも, 隅角を狭くさ
せます.

～緑内障に眼底検査は行ってよいのか?!～

　眼底検査前に，よく観察できるようにするために散瞳薬を用いるのが通常です．原発性開放隅角緑内障で眼底写真が出てきましたね．しかし，緑内障に抗コリン薬って禁忌じゃないんでしょうか？

　実は，「開放」で散瞳したとしても，あまり問題とならないことがわかっています．つまり，「閉塞」に対して抗コリン薬が禁忌！ということです．「閉塞」か「開放」かの違いは，やはり重要ですね．ちなみにですが，レーザー虹彩切開術後であれば房水の逃げ道があるので，「閉塞」でも施行可能です（**図 6-8**）．

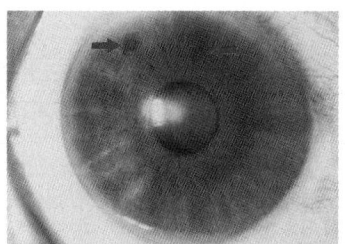

図 6-8　レーザー虹彩切開術後（101D24）

緑内障

原発性閉塞隅角緑内障

好発	中高年女性
病態生理	隅角が狭くなり，房水が急激に貯留する
症状	視力障害， 眼痛（ときに頭痛），悪心・嘔吐
検査	眼圧上昇（≧21 mmHg） 細隙灯顕微鏡検査（散瞳，角膜浮腫，毛様充血，浅前房，結膜充血）
治療	縮瞳薬（ピロカルピンなど） 浸透圧利尿薬，炭酸脱水酵素阻害薬 レーザー虹彩切開術
備考	失明の原因の第1位である 発作時には眼圧が50 mmHg程度にまで上昇する 抗コリン薬（アトロピン）は禁忌である 白内障手術も眼圧低下に有効である

原発性開放隅角緑内障

病態生理	線維柱帯が狭くなり，房水が慢性的に貯留する
症状	**視野障害** 眼痛（軽度），眼精疲労
検査	眼圧上昇（≧21 mmHg） 視野検査（傍中心暗点→ Bjerrum 暗点） 眼底検査（**視神経乳頭陥凹の拡大**，網膜神経線維層欠損） OCT で神経線維層の菲薄化
治療	**プロスタグランジン**（PG）**製剤** β 遮断薬，炭酸脱水酵素阻害薬 **レーザー線維柱帯形成術**
備考	眼圧は日内変動が大きいし，生活習慣にも影響を受ける 眼圧が正常のことも多い 無症状のことも多い

解いてみた
緑内障

98B30

65歳の女性．右眼の眼痛と嘔吐とを訴えて来院した．前夜から右眼の視力低下と激しい頭痛とがあり，悪心・嘔吐が出現した．視力は右眼0.05（矯正不能），左眼0.8(1.2×＋1.00D)．眼圧は右眼55 mmHg, 左眼12 mmHgである．左眼には中間透光体，眼底ともに異常がない．

右眼にみられる所見はどれか．

a 眼瞼下垂
b 縮瞳
c 角膜浮腫
d 眼底出血
e うっ血乳頭

思考のプロセス

視力低下に加えて，激しい頭痛，眼痛，悪心・嘔吐と，救急疾患を考えるような症状が並んでいます．問題文を読み進めると，眼圧が55 mmHgと著明に上昇しているのがわかりますね．これにより，緑内障発作であることがわかります．そのため，散瞳，角膜浮腫，毛様充血，浅前房がみられると推察されますね．よって，cが正解．

他の選択肢もみてみましょう．aは関係ありませんね．眼瞼下垂といえば，重症筋無力症，Horner症候群，動眼神経麻痺あたりを考えたくなります．bは逆です．dは関係しませんね．後ほど学びますが，新生血管を生じるような疾患で起こりやすいです．eのうっ血乳頭は頭蓋内圧亢進を考えるキーワードとなりますが，こちらも後ほどでよいでしょう．

75歳の女性．左眼の霧視を主訴に来院した．昨日から左眼のかすみを自覚し，次第に見えにくくなってきた．今朝からは左眼の痛み，頭痛および悪心も生じたため受診した．矯正視力は右 1.5，左 0.4．左眼の前眼部写真を別に示す．治療として適切なのはどれか．

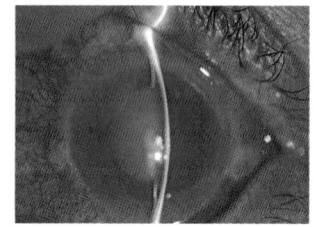

a　アトロピンの点眼
b　副腎皮質ステロイドの点滴
c　レーザー虹彩切開術
d　汎網膜光凝固
e　硝子体手術

思考のプロセス

　霧視（眼のかすみ）が主訴ではありますが，今朝から眼痛，頭痛，悪心などの救急疾患を疑うエピソードがあります．急性緑内障発作を第一に考えます．そのうえで画像をみてみると，散瞳，毛様充血，角膜浮腫，浅前房などの所見がわかりますね．ちなみに，結膜充血もみられますが，毛様充血と同時にみられることも多く，矛盾しません．

　ここでは治療について問われています．初期対応としては縮瞳薬などで眼圧を下げ，落ち着いたところでレーザー虹彩切開術を行うのが流れでした．よって c が正解．

　他の選択肢もみていきましょう．a は散瞳薬であり禁忌．b は効果がありませんし，ステロイドの副作用として緑内障もあります．d は新生血管を生じる疾患に有効ですが，後ほど学びましょう．e は後眼部に生じる網膜疾患や硝子体出血などに有効です．

原発性開放隅角緑内障で初期からみられるのはどれか．**2つ選べ．**

a　傍中心暗点

b　視力低下

c　角膜浮腫

d　虹彩萎縮

e　神経線維束欠損

───────────── 思考のプロセス ─────────────

　頭を切り替えましょう．「開放」タイプなので，慢性＆後眼部が主体に障害されます．視力障害ではなく，視野障害が生じるのでしたね．よって，正解は a, e です．ちなみに，b と c は「閉塞」タイプの緑内障で生じるものです．d は当て馬の選択肢なので無視してかまいません．

58歳の男性. 左眼の視野狭窄を主訴に来院した. 喘息と閉塞性動脈硬化症
に対し内服治療中である. 視力は右 0.1 (1.2×−3.5D), 左 0.1 (0.9×−4.5D).
眼圧は右 24 mmHg, 左 29 mmHg. 角膜は両眼とも清明で平滑である. 前房
は深く, 清明である. 両眼の眼底写真 (A) と視野検査の結果 (B) とを別
に示す.

治療として適切な点眼薬はどれか.

a　縮瞳薬
b　抗菌薬
c　β遮断薬
d　副腎皮質ステロイド
e　プロスタグランディン関連薬

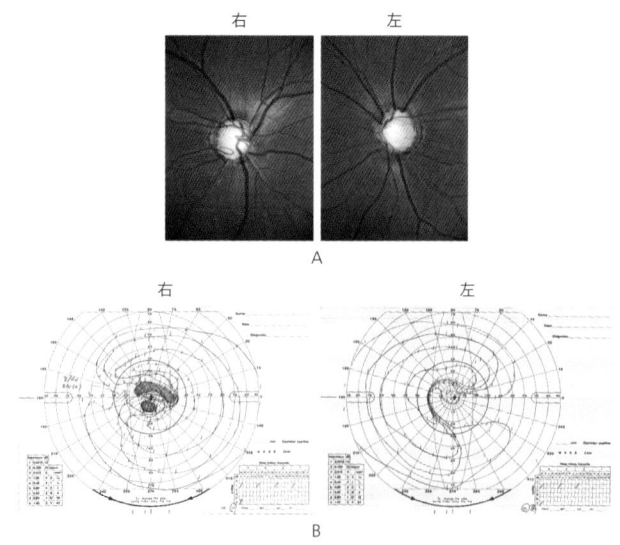

右　　　左

A

右　　　　　　　左

B

　視野障害が主訴であることから，網膜（あるいは視覚路）が障害されていることが考えられます．眼圧をみると，両眼ともに眼圧がやや高いのがわかります．「開放」タイプの緑内障ですね．これを念頭においたうえで画像をみてみましょう．Aの眼底写真では，視神経乳頭陥凹の拡大（C/D比上昇）がみられるのですが，これを読み切れる必要は全くありません．しかし，Bの Bjerrum 暗点（弓状暗点）はぜひわかって欲しいところです．

　画像は，原発性開放隅角緑内障であるという根拠を強めることにはなりますが，病歴で読み切れていれば，特に追加情報はありません．画像はあくまで補助的に使うのです．逆にいうと，病歴でわかりやすいときの画像は難しいことが多い傾向にあります．どちらかだけでも典型的なら，問題作成者は文句を言われずに済みますからね．このあたりの大人の事情も，解く側としては心得ておくとよいでしょう．

　問題に戻ります．「開放」タイプには房水コントロールが重要となってきます．よってeが正解．

　他の選択肢もみていきましょう．aは「閉塞」タイプの緑内障発作に使います．あくまで散瞳による悪循環を断ち切るのが狙いであり，一時的な効果しかありません．bは論外ですね．cは引っかかってしまった人もいるかもしれませんね．これだけなら正解なのですが，今回は喘息の既往があるので禁忌となります．dは効果がありませんし，ステロイドの副作用として緑内障があります．

102A13 難問

血管新生緑内障をきたすのはどれか.

a 視神経乳頭炎

b 網膜中心静脈閉塞症

c 網膜色素変性

d 中心性漿液性網脈絡膜症

e 加齢黄斑変性

思考のプロセス

　初回ならできなくて OK. 続発性緑内障のうち,新生血管によって生じたものを血管新生緑内障といいます.原因としては,糖尿病性網膜症と網膜静脈閉塞症の2つ.よって,b が正解.

　ちなみに,e も血管新生を生じる疾患ですが,黄斑部に限局する新生血管であり,隅角の閉塞とは関係しません.

7 多彩な症状を呈する
ぶどう膜炎

　ぶどう膜は脈絡膜，虹彩，毛様体の 3 つに分けられ，**血管が豊富な**のが特徴でした．虹彩炎や脈絡膜炎など，部位を意識した疾患名もありますが，いずれにせよ**原因は何か？**ということを考えましょう．また，ここからは眼底所見がそれなりに出てくることになります．しかし，前章でもお話ししたとおりであり，変わらずに**病歴重視の解き方**をしてくれればよいと思います．

◆ ぶどう膜炎（総論）

　まずは，ぶどう膜炎全体に共通することから学んでいきます．基本的には自己免疫応答が関与してくるので，**両眼性の視力障害**をきたすことが多いです．また，合併症として**白内障，続発性緑内障，網膜剝離**の 3 つをおさえておくとよいでしょう．

　ぶどう膜炎を示唆する所見として，**前房の浮遊細胞と毛様充血**の 2 つがあります．余裕があれば，前者は flare cell フォトメーターという特殊な検査方法で測定するということも記憶しておいてください．

Amasawa's Advice

　前房の浮遊細胞・毛様充血 → ぶどう膜炎をまず考えよう！

　治療は，自己免疫応答を抑えればよいので，**ステロイド点眼・内服**が有効となります．また，ぶどう膜炎のうち，虹彩炎であればなるべく虹彩を縮めておくと都合がよく，散瞳薬（アトロピンなど）を使うこともあります．

さて，主な症状，合併症，所見，治療を一通り理解したところで，原因について学んでいきます．ぶどう膜炎ときたら，まずは下記3つを思い浮かべられるようにしましょう．

重要　ぶどう膜炎まとめ

① Vogt- 小柳 - 原田病
② Behçet 病
③ サルコイドーシス

◆ Vogt- 小柳 - 原田病は首より上に多彩な症状をきたす

　Vogt- 小柳 - 原田病は，メラノサイトに対する自己免疫疾患です．ぶどう膜炎の中でも特に多彩で，発熱や頭痛などを生じる**無菌性髄膜炎，両側性の感音難聴，白斑・白髪**などがみられます（**図7-1**）．異常をきたす器官は，外胚葉由来（神経や皮膚）であることは，注目に値します．

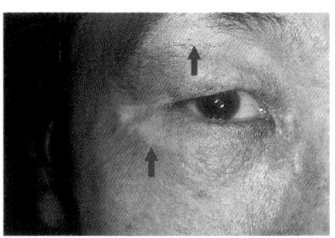

図7-1　白斑（98A7）

　続いて，眼底所見についてみていきます．特異的所見として**夕焼け状眼底**といわれるものがあります（**図7-2**）．なんとなくでよいのですが，全体的にオレンジ色っぽくないですか？　前章の図6-7と比べてみてください．
　この所見についておさえておいて欲しいのは，症状出現後から2〜3か月後の回復期にみられるということです．つまり，多彩な症状を呈している急性期には，この特異的所見がみられないということです．

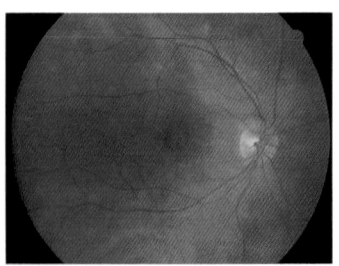

図7-2　夕焼け状眼底（98A7）

やっぱり症状が強いときにこそ，根拠となる他覚的所見が欲しいですよね？ ……ということで，用いられるのが**蛍光眼底造影**という検査です（図7-3）．新しい検査かよ！イヤだなぁ〜とはならずに（笑）．難しいことは決していいません．これは血管病変の有無をみる検査であり，造影剤が血管から漏れれば炎症（→血管透過性 UP）を支持する所見となります．これだけです．ヒントが増えると思うと，むしろ嬉しいでしょう？

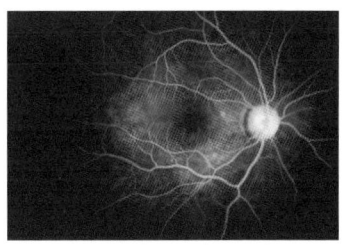

図 7-3　蛍光眼底造影 （104I71）

◆ Behçet 病は主症状 4 つが診断の決め手となる

好中球遊走による血管炎を起こす疾患ですね．内科や皮膚科で学ぶと思うので，詳しくは説明しませんが，

① **ぶどう膜炎**（特に前房蓄膿が多い）
② **難治性の口腔内アフタ性潰瘍**
③ **有痛性の外陰部潰瘍**
④ **結節性紅斑**

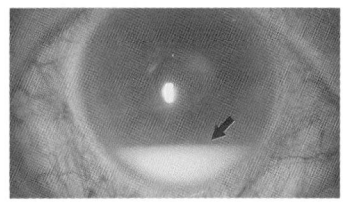

図 7-4　前房蓄膿 （111I77）

上記 4 つの主症状はしっかりおさえておきましょう．結節性紅斑についての詳細は本シリーズの皮膚科をご参照ください．

Amasawa's Advice

 前房蓄膿 → ぶどう膜炎（特に Behçet 病）をまず考えよう！

ぶどう膜炎

7

◆ サルコイドーシスはキーワードを拾うのがコツ

　こちらも内科領域の疾患ですね．非乾酪性肉芽腫を全身に形成してしまう疾患であり，両側性の肺門リンパ節腫脹（BHL[*1]），血清 ACE[*2] 上昇，高 Ca 血症，ツ反陰転化などがみられます．

　眼科領域としてはもちろん，ぶどう膜炎です．眼底所見として特徴的といえるものはありませんが，**豚脂様角膜後面沈着物**，**雪玉状硝子体混濁**の 2 つはおさえておきましょう（**図7-5**）．長くて難しそうな名前がついていますが，とにかく白いツブツブ（非乾酪性肉芽腫）が，角膜や硝子体内などにいっぱいみえるよーということです．

角膜後面に白いブツブツ

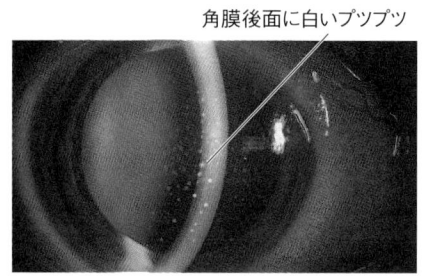

図7-5　サルコイドーシスの眼所見（111I50）

　さて，ページに余裕があるので，少し補足しておきましょう．どうしてぶどう膜炎は続発性緑内障を合併するのでしょうか？　サルコイドーシスを例に挙げると，隅角に肉芽腫がたまたまできてしまい，閉塞してしまうからです．これを虹彩結節／隅角結節による続発性緑内障といったりもします．参考までに．

[*1] BHL：Bilateral Hilar Lymphadenopathy
[*2] ACE：Angiotensin Converting Enzyme

〜その他にぶどう膜炎を起こす疾患〜

　ぶどう膜炎は他にも原因があり，感染症や膠原病でも起こります．ざっと挙げてみると，トキソプラズマ，結核，梅毒，細菌，ウイルス，真菌など．余裕があればインプットしてもいいでしょう．

　ちなみにですが，ぶどう膜炎の炎症が持続すると，房水が濁ってきます．そうすると，房水から栄養を受けている水晶体の代謝が落ちてきます．このため，白内障が続発するというわけです．機序から考えると，さまざまな知識が有機的につながってくるので，本当に面白いです．

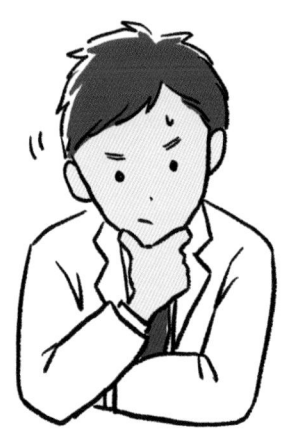

Vogt- 小柳 - 原田病

素因	HLA-DR4
症状	両側性の視力障害，毛様充血 無菌性髄膜炎，両側性の感音難聴，白斑・白髪
合併症	白内障，続発性緑内障，漿液性網膜剝離
検査	眼底検査で**夕焼け状眼底**（回復期） 蛍光眼底造影で**漏出** flare cell フォトメーターで**前房の浮遊細胞** 髄液検査で**細胞数↑**（主にリンパ球↑）
治療	**ステロイド点眼・内服**，散瞳薬
備考	日本人に多い

Behçet 病

好発	若年者
素因	HLA-B51
主症状	**ぶどう膜炎**（特に前房蓄膿），**難治性の口腔内アフタ性潰瘍** **有痛性の外陰部潰瘍**，**結節性紅斑**
副症状	中枢神経症状，動脈瘤形成，血栓性静脈炎 回盲部潰瘍，関節炎，精巣上体炎 白内障，続発性緑内障，漿液性網膜剝離
検査	炎症反応（WBC ↑・CRP ↑） **針反応** 蛍光眼底造影で**漏出** flare cell フォトメーターで**前房の浮遊細胞**
治療	ステロイド点眼・内服，散瞳薬 **コルヒチン**，NSAIDs
備考	性差はないが，男性では重篤なことが多い

7 ぶどう膜炎

眼サルコイドーシス

病態生理	アクネ菌に対する抗体
症状	**両側性の視力障害，毛様充血**
合併症	白内障，続発性緑内障，漿液性網膜剝離 高 Ca 血症，完全房室ブロック，心筋障害
眼所見	**豚脂様角膜後面沈着物，雪玉状硝子体混濁**
検査	ACE↑，リゾチーム↑，Ca↑，ツ反陰転化 両側性の肺門リンパ節腫脹（BHL） 蛍光眼底造影で**漏出** flare cell フォトメーターで**前房の浮遊細胞** ガリウムシンチで集積
治療	**ステロイド点眼・内服，**散瞳薬

解いてみた
ぶどう膜炎

100A10

46歳の女性．目が覚めたとき耳鳴りと両眼の視力低下とに気づいて来院した．5日前から微熱と頭痛とが続いている．視力は右0.1（0.8×＋3.0D），左0.08（0.7×＋3.5D）．眼圧は両眼15 mmHg．結膜，角膜，水晶体および硝子体に異常はないが，両眼とも前房に細胞を認める．右眼底写真（A）と右蛍光眼底造影写真（B）とを次に示す．

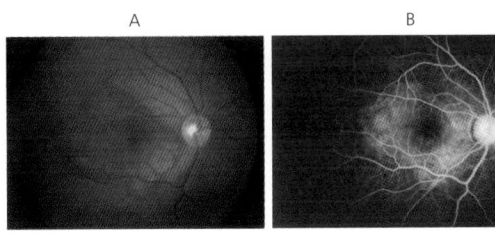

診断はどれか．

a　Behçet病

b　Vogt-小柳-原田症候群

c　トキソプラズマ症

d　サルコイドーシス

e　真菌性眼内炎

思考のプロセス

　問題を読み進めていくと，「前房に細胞を認める」とありますから，ぶどう膜炎を考えます．両眼性の視力低下に加えて，発熱，頭痛，耳鳴りなど首より上に多彩な症状をきたしていることから，Vogt-小柳-原田病が最も考えられます．よってbが正解．

　ちなみに画像では，aでは網膜剥離（漿液性），bでは造影剤漏出があります．ぶどう膜炎であるということは確信をもててますが，疾患名までは絞りきれません．画像はあくまで補助的に使えばよいと考え方を変えれば，気持ちもだいぶラクになるんじゃないでしょうか？

24歳の女性．両眼が見えにくいことを主訴に来院した．両眼の前房に炎症細胞を認める．視力は右0.7（矯正不能），左0.6（矯正不能）．右眼の眼底写真（A），蛍光眼底造影写真（B）を次に示す．左眼も同様の所見である．

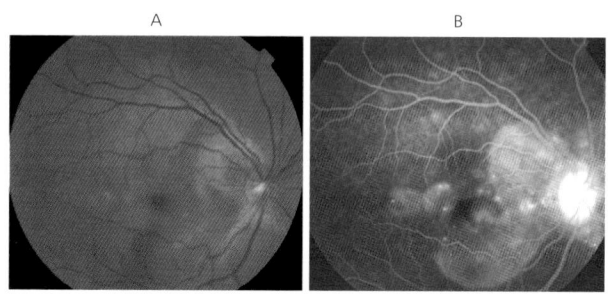

この疾患で**みられない**のはどれか．

a 難聴

b 眼底出血

c 感冒様症状

d 夕焼け状眼底

e 脳脊髄液細胞増多

思考のプロセス

「前房に炎症細胞を認める」とあることから，ぶどう膜炎を考えます．両眼性の視力障害も合致しますね．一見，病歴では決着がつけられないように思います．ということは画像が典型的？と予想できますね．Vogt-小柳-原田病なら夕焼け状眼底，Behçet病なら前房蓄膿，サルコイドーシスなら豚脂様角膜後面沈着物 or 雪玉状硝子体混濁あたりがくるのでしょうか．

……と思っていましたが，画像は眼底写真であり，よくわかりません．少なくとも夕焼け状眼底ではなさそうです．これは困った．

ネタバラシをすると，この情報だけで診断にたどり着くのは不可能です．ごく稀にこういうパターンの問題もあるのですが，こういうときは潔く選択肢にいってしまうのが正解．そうしてみると，Vogt- 小柳 - 原田病に関連するものばかりが並んでいるのがわかりますね．実臨床では眼底出血もなくはないのですが，この中では最も関係が低いです．よって，b が正解．

　ちなみに画像は，A では網膜剥離（漿液性），B では造影剤漏出があるのがわかります．前問と一緒で，ぶどう膜炎ということはわかりますが，疾患名までは絞りきれません．読み切れたとしても追加される情報はそんなものです．

　問題作成者の意図もわからなくはないですが，最初から病歴を疎かにしており，残念ながら実践的とは言いにくい問題です．画像の出題は年々多くなってきていますが，病歴こそが重要であるという本質が変わることはこの先もずっとありえません（あってはなりません）．

98B29

24歳の女性．両眼の視力低下を主訴に来院した．3日前から頭痛，耳鳴りがあり視力の低下を自覚している．両眼とも矯正視力は0.3である．両眼の前房に細胞を認め，眼圧は左右眼ともに12 mmHgである．左眼の眼底写真を次に示す．右眼の眼底も同様である．

診断に有用な検査はどれか．**2つ選べ．**

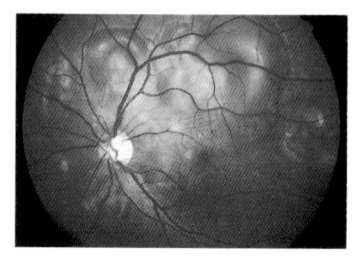

a　血糖値測定
b　胸部X線撮影
c　蛍光眼底造影
d　髄液検査
e　リンパ節生検

思考のプロセス

　「前房に細胞を認める」とあることから，ぶどう膜炎が考えられます．両眼性の視力障害である点も合致しますね．頭痛や耳鳴りなど首より上に多彩な症状をきたしているため．ぶどう膜炎のうち，Vogt- 小柳 - 原田病であることがわかります．

　画像では，漿液性網膜剥離があります．前々問，前問と連続して解いているため，そのようにみえなくもないかもしれませんが，やっぱりよくわからん……という人が大半だと思います．本番なら，なおさら自信をもつことは難しいでしょう．しかし，病歴だけで十分疑うことができていますし，あえて頑張る必要はありません．逆に，画像にこだわり始めると，国試の闇に落ちていきます……（笑）．仮に読み切れたとしても，ぶどう膜炎であることに確信をもてるものの，それ以上の情報は期待できません．

　問題に戻ります．追加検査について問われています．蛍光眼底造影の造影剤漏出と髄液検査で無菌性髄膜炎の証明が使えそうです．よってcとdが正解．aは糖尿病性網膜症，bとeはサルコイドーシスを意識している選択肢です．

102A15

Behçet 病でみられるのはどれか．

a 感音難聴
b 前房蓄膿
c 虹彩結節
d 夕焼け状眼底
e 豚脂様角膜後面沈着物

思考のプロセス

　Behçet 病は全身に多彩な症状をきたしますし，眼領域ではぶどう膜炎をきたします．特に，「前房蓄膿」は Behçet 病のキーワードであるため，b を即答できたと思います．

　他の選択肢についても，どのぶどう膜炎に該当するのかをしっかり言えるようにしておきましょう．a, d は Vogt- 小柳 - 原田病，c, e はサルコイドーシスでみられるものですね．

　ちなみにですが，前問 3 つはすべて Vogt- 小柳 - 原田病の問題でしたが，いずれも夕焼け状眼底の所見はありませんでした．これはなぜでしょう？……そう，これは回復期にみられる所見だからですね．前問 3 つはいずれも急性期の状態ですから，この所見がみられるはずがありません．そもそもの話をすると，夕焼け状眼底は脈絡膜の慢性炎症によって，脱色素した結果をみているものです．つまり，すぐにみられるはずがなく，回復期にみられるのが当然な所見なのです．

サルコイドーシスで一般的に**みられないもの**を，3つ選べ．

a　血清 ACE 上昇

b　顔面神経麻痺

c　ツベルクリン反応陽性

d　高 Ca 血症

e　完全房室ブロック

f　気管支肺胞洗浄液で好中球増加

g　肺生検で非乾酪性肉芽腫

h　血清 LDH 上昇

i　Ga シンチグラフィーで集積

j　続発性緑内障

思考のプロセス

　　サルコイドーシスのポイントを一気に復習できます．内科の知識も必要なので，少々難しいかもしれませんが，しっかり解いていきましょう．

　　a はいいですね．b はちょっと難しいかもしれませんが，サルコイドーシスでは顔面神経麻痺をきたしやすいことで有名です．c は違いますね．ツ反は陰転化するのが特徴でした．補足しておくと，BCG ワクチンを過去に打っていれば陽性となるので，多くの人は陽性であるのが通常です．しかし，サルコイドーシスでは，活性化された T リンパ球が病巣に集簇することにより，末梢血の T リンパ球が相対的に減少するため陰転化します．d はいいですね．高 Ca 血症の鑑別からは外せません．e も心サルコイドーシスとして，循環器で学んだことと思います．f は違います．気管支肺胞洗浄液ではリンパ球の増加を認めるのが特徴です．g は正しい．非乾酪性肉芽腫がみられます．h は間違い．細胞が壊れたりはしません．i はサルコイドーシスの検査として有用です．j も虹彩結節によって発症します．そのため，眼サルコイドーシスには隅角検査が必須です．よって c，f，h が正解．

8 糖尿病性網膜症

病期ごとに所見をおさえるのがポイント

眼科疾患，**最大の山場**です．糖尿病は現代医学の大きな問題の１つであり，当然国試でも頻出です．眼底所見もそれなりに出てきますが，わかりやすくまとめましたので，なんとか踏ん張ってください（笑）．

◆ 糖尿病性網膜症は神経障害……??

　失明原因の第 **3** 位の疾患です．内科のおさらいになりますが，糖尿病は神経と血管の障害と考えるとクリアカットになります．糖尿病性網膜症は網膜症だから神経障害？と考えたくなりますが，**血管障害がメイン**で起こります．ここ，重要です！　眼領域の神経障害といわれれば，どちらかというと動眼神経麻痺などを考えたくなります．

◆ 新生血管は眼の天敵！

　糖尿病性網膜症を学ぶ前に，諸悪の根源となる「**新生血管**」について学びたいと思います．とっても大切なので，ここは 100 回くらい読んでください（笑）．

　何かしらの原因で虚血が生じると，血流をカバーしようと VEGF[*1] という物質が産出されます．これにより，新生血管が作られます．一見よいことのように感じますが，……デメリットの方が大きいのです．この新生血管は，突貫工事の如く作られたものなので，**脆く出血しやすい**というリスクがある

[*1] VEGF：Vascular Endothelial Growth Factor　血管内皮増殖因子

のです．なので，硝子体出血を起こしたり，出血が瘢痕化して網膜を牽引して網膜剝離を起こしたり，ということが生じます．また，新生血管が隅角に発生した場合は……？　そう，続発性緑内障ですね．これは別途，虹彩ルベオーシスともいわれます．

> **重要　新生血管の合併症まとめ**
>
> ① 硝子体出血
> ② 牽引性網膜剝離
> ③ 続発性緑内障（虹彩ルベオーシス）

◆ 糖尿病性網膜症は stage 分けが求められる

　さて，話を糖尿病性網膜症に戻します．糖尿病性網膜症を疑うことは，血糖値や HbA1c などから，そう難しくはないと思います．国試で問われるのは，眼底所見ごとの stage 分類です．ただし，恐れる必要はありません．**所見名と stage をきちんとリンクさせること**が求められるので，そこをおさえることです．まずは全体像をみてみましょう．

① **単純網膜症**　　：微小血管の障害
② **前増殖網膜症**：虚血性変化の出現
③ **増殖網膜症**　　：新生血管の発生

　大きく 3 つの stage に分けられ，①→②→③と進行します．先ほど学んだ「新生血管」が出てくるのは最終段階ですね．やばいのは最後にくるわけです．ちなみに，所見は悪い方を優先させて stage を決めるようにしましょう．当たり前ですが，②の段階では①の所見が同時にみられますし，③の段階では①②の所見が同時にみられます．

◆ 単純網膜症では微小血管が障害される

　単純網膜症では，**毛細血管瘤・硬性白斑**の2つの所見をおさえましょう（**図8-1**）．毛細血管瘤とは毛細血管にできる「コブ」のことです．ここが破ければ，**網膜出血**（**少量**）を起こすこともあります．

　また，硬性白斑とは血管から漏れた滲出液が固まって生じたものです．後に学ぶ軟性白斑との区別は容易ではありませんが，こちらの方が境界明瞭にみえます．

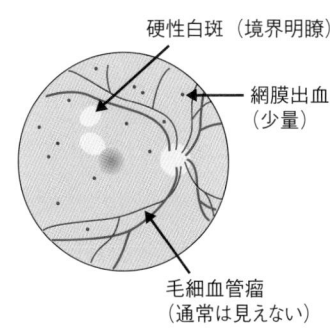

硬性白斑（境界明瞭）

網膜出血
（少量）

毛細血管瘤
（通常は見えない）

図 8-1　単純網膜症

◆ 前増殖網膜症では虚血が主体となる

　この stage になると，**無血管領域・軟性白斑**という虚血を示唆する所見がみられます（**図8-2**）．微小血管が途絶し，無血管領域（虚血領域）が生じます．ここはいずれ，新生血管の発生地になりうる場所となります．

　もう1つの軟性白斑は，網膜が虚血状態になって生じた神経浮腫のことです．硬性白斑とは異なり，境界不明瞭にみえます．

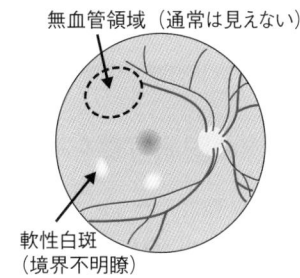

無血管領域（通常は見えない）

軟性白斑
（境界不明瞭）

図 8-2　前増殖網膜症

◆ 増殖網膜症では新生血管が問題となる

　ここで，**新生血管**の登場ですね（**図8-3**）．破綻によって，硝子体出血，牽引性網膜剥離，続発性緑内障を起こすため，眼底所見が派手で汚くなると思っておくとわかりやすいです．この時期になってようやく患者さんの自覚症状が出てくることが多いです．逆にいえば，症状があるということは，かなり進行している可能性が高いわけです．

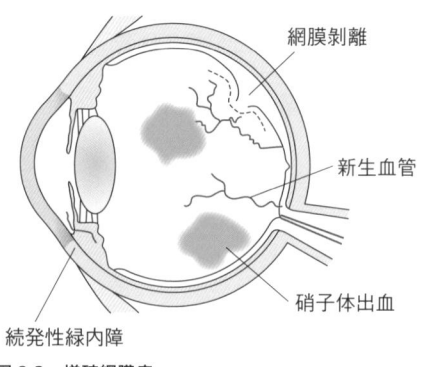

図 8-3　増殖網膜症

重要 **糖尿病性網膜症の眼底所見まとめ**

① 単純網膜症　：毛細血管瘤, 硬性白斑, 網膜出血（少量）
② 前増殖網膜症：無血管領域, 軟性白斑
③ 増殖網膜症　：新生血管（硝子体出血, 牽引性網膜剥離, 続発性緑内障）

◆ 実際の眼底写真をみてみよう！（Advanced）

　上記を踏まえたうえで，実際の眼底写真もみてみましょう．初学の皆さんは所見名がわかればまずは合格なので，「あー言われてみればそう見えるかも」と思えるくらいでよいです．

　まず単純網膜症をみてみましょう（図8-4）．**赤や白のポツポツが多発している**のがなんとなくわかるでしょう．赤いポツポツが網膜出血（少量）であり，白いポツポツが硬性白斑です．毛細血管瘤はみえません．

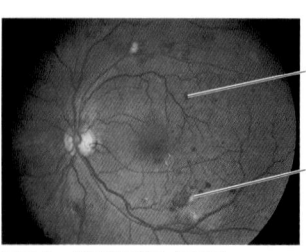

小出血（赤）

硬性白斑（白）

図 8-4　単純網膜症（96F9）

続いて，前増殖網膜症です（**図8-5**）．このときの所見は，無血管領域と軟性白斑ですね．しかし，どうでしょうか？ stage が変わるので重要な所見になるわけですが，軟性白斑と硬性白斑を区別できますか？

否．専門医ならともかく，普通はできません．できるようになる必要もありません．無血管領域は，毛細血管瘤と同様に通常の眼底検査ではほぼわかりません．なので，この stage を正確に判定するためには**蛍光眼底造影**というものを用います．これは，前章のぶどう膜炎でも出てきましたが，血管病変をみるときに有用でした．これによって，血管がないところ（無血管領域）を浮き彫りにすることができます．**図8-5** では，右下を主体に染まっていない部分があるのがわかります．これならば，なんとか判定できそうじゃないですか？ ちなみに，ところどころに小さなプツプツがたくさんありますが，これが毛細血管瘤です．

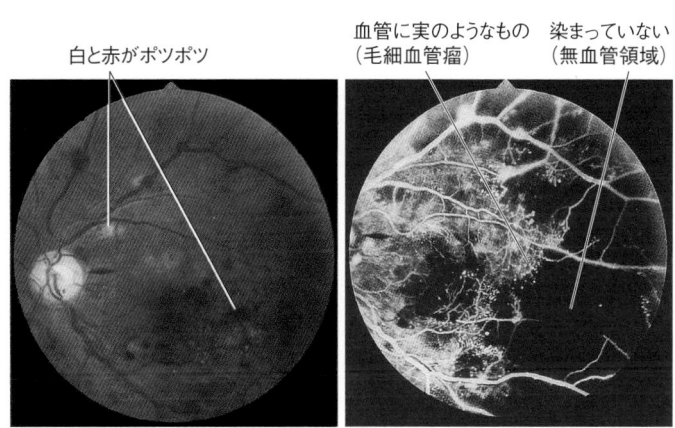

白と赤がポツポツ　　血管に実のようなもの（毛細血管瘤）　　染まっていない（無血管領域）

図8-5　前増殖網膜症の眼底写真と蛍光眼底造影（95C40）

Amasawa's Advice

毛細血管瘤と無血管領域は蛍光眼底造影で確認を！

最後に増殖網膜症の眼底写真をみておきましょう（**図8-6**）．なかなか派手ですね．硝子体出血を起こしています．この1枚だけをみせられれば硝子

体出血を起こす眼疾患を鑑別しなくてはいけませんが，糖尿病性網膜症とわかっていれば新生血管の発生を間接的に示唆する所見となります．ちなみにですが，硝子体出血がひどくなると右図（**図8-7**）のように眼底所見が全くとれなくなります．

さらに派手！
出血（赤）と白斑（白）

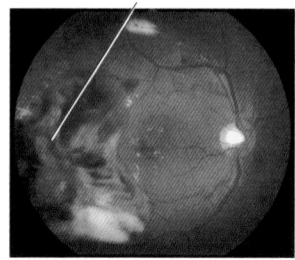

図 8-6　増殖網膜症（101A10）

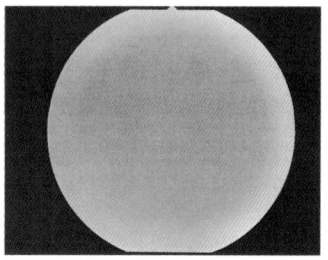

図 8-7　硝子体出血（99A10）

Amasawa's Advice

 病歴から推測できれば，眼底所見は参考程度で十分！

◆ 糖尿病性網膜症の治療

　さて，そもそもなぜ上記のように stage を分けたのかというと，治療方針が異なってくるためです．そのためのステージングです．

　糖尿病自体の治療として，生活指導と血糖コントロールはよいですね．1点気をつけて欲しいのは，前増殖網膜症以降では**運動療法が原則禁忌**となること．

　それから，新生血管に対しては**網膜光凝固**や**抗 VEGF 抗体阻害薬**（**硝子体注射**）が有効です．無血管領域は新生血管の発生地になるわけですから，ここに対して網膜光凝固を行い，新生血管の発生を予防することもあります．

つまり，前増殖網膜症が治療のターニングポイントとなるわけですね．も
ちろん，新生血管によって生じた合併症に対しては，個々の対応をとりま
しょう．続発性緑内障にはレーザー治療，網膜剥離に対しては網膜光凝固
(or 硝子体手術)，硝子体出血には硝子体手術という感じです．

〜硝子体出血〜

　主な原因は新生血管の破綻です．ちょうど白内障で水晶体が濁るように，硝子
体出血では硝子体が濁るわけですから，ひどいと眼底所見がとれなくなりますし，
視力障害も当然きたします（**図8-7**）．軽症であれば経過観察することもありま
すが，そのままでは患者さんも困るので硝子体手術を行います．

◆ 糖尿病性網膜症における網膜電図の所見（Advanced）

　最後に＋αの話をして終わりたいと思います．糖尿病性網膜症では，網膜
電図（ERG）で**律動様小波（OP）の減弱**がみられるという特徴があります．
モノは後で載せておきます（**図17-13** → P.189）ので，そういう所見が出るん
だな〜くらいは知っておいてください．

　第5章でお話ししましたが，ERG は眼底所見がとれないときに代用でき
る検査でした．糖尿病ではそもそも白内障を合併しやすいですし，進行すれ
ば硝子体出血も起こしうるので，眼底所見がとれないケースもままあるので
す．そんなときに，この ERG を使って"OP の減弱"があれば，糖尿病性網
膜症を強く疑うことができます．つまり，白内障や硝子体出血の原因特定が
できるというわけです．知識がつながりましたね！

糖尿病性網膜症

原因	糖尿病（特にコントロール不良例）
症状	無症状 ※合併症を起こすと症状をきたす
眼合併症	白内障，動眼神経麻痺
眼底所見 ・ **蛍光眼底造影**	単純網膜症：毛細血管瘤，硬性白斑，網膜出血 前増殖網膜症：**無血管領域，軟性白斑** 増殖網膜症：**新生血管**（硝子体出血，牽引性網膜剥離，続発性緑内障）
その他の検査	網膜電図（ERG）で律動様小波（OP）の減弱
治療	**生活指導，血糖コントロール** **網膜光凝固，抗 VEGF 抗体阻害薬**（硝子体注射）
備考	失明の原因の第 3 位である 前増殖網膜症以降で**運動療法**は禁忌となる 続発性緑内障には**レーザー治療**，網膜剥離には**網膜光凝固**や **硝子体手術**，硝子体出血には**硝子体手術**を行う 発症初期でも黄斑部に病変が生じた場合は，視力障害などの 自覚症状が現れる（糖尿病黄斑浮腫）

解いてみた
糖尿病性網膜症

109I34

糖尿病網膜症の初期からみられる所見はどれか. **2つ選べ.**

a 軟性白斑
b 網膜出血
c 硝子体出血
d 毛細血管瘤
e 網膜新生血管

思考のプロセス

1つずつみていきましょう. a は違いますね. 軟性白斑は前増殖網膜症でみられる所見であり, 単純網膜症でみられるのは硬性白斑でした. b はいいですね. c は新生血管ができる増殖網膜症でみられるものです. d はいいですね. e は増殖網膜症に入ったことを示唆する所見です. よって, b, d が正解.

107D19

糖尿病性網膜症のうち増殖糖尿病網膜症のみでみられるのはどれか. **3つ選べ.**

a 新生血管
b 硝子体出血
c 毛細血管瘤
d 網膜しみ状出血
e 牽引性網膜剥離

思考のプロセス

復習ですが，単純網膜症なら毛細血管瘤，硬性白斑，網膜出血（少量）．前増殖網膜症なら無血管領域，軟性白斑．増殖網膜症なら新生血管（→硝子体出血，網膜剥離，続発性緑内障）の所見がそれぞれみられます．よって，a，b，eが正解．

本文でもいいましたが，ステージは進行していくものであり，前のステージでみられた所見は後ろのステージでみられてよいものです．そのため，cやdも増殖網膜症の段階でみられうる所見です．しかし，本問については，「増殖糖尿病網膜症のみ」となっているため，cとdは正解になりません．ここは誤解のないように.

62 歳の男性．最近物が見えづらくなったため来院した．20 年前に糖尿病と診断されたが，最近は医療機関にかかっていなかったという．視力は両眼ともに 0.7（矯正不能）．眼底には小出血が数カ所みられ，蛍光眼底造影検査では網膜の新生血管を認める．

現在の対応として適切なのはどれか．**3 つ選べ**．

a 血糖コントロール

b 運動療法

c 網膜光凝固

d 抗 VEGF 抗体阻害薬

e 経過観察

思考のプロセス

糖尿病の既往がある人の視力障害です．もちろん他の疾患の可能性は考慮しますが，素直に考えれば糖尿病性網膜症の可能性が高いでしょう．もし，糖尿病性網膜症だとすると，症状が出ていることから，かなり進行していることが予想されます．

眼底所見では小出血があり，蛍光眼底造影で新生血管を認めるということです．糖尿病性網膜症に合致する所見であり，増殖網膜症のステージといえるでしょう．診断がついたところで，選択肢を 1 つずつみていきます．

a はいいですね．糖尿病のコントロールはとても重要です．b は禁忌．前増殖網膜症以降は出血のリスクが高まります．c はいいですね．新生血管の抑制に有効です．また，d もいいですね．抗 VEGF 抗体阻害薬を硝子体に注入することで，新生血管の発生を防ぐことができます．e は論外ですね．白内障の問題（→ P.48）でも述べましたが，経過観察を選ぶときは患者さんの主訴に立ち返るべきです．視力障害の訴えがあって来院しているわけですから，自然に治るものでない限りは経過観察になりえません．また，糖尿病性網膜症では，仮に症状がなくても新生血管の発生を予防する意義は十分にあるので，どちらにせよ治療が必要です．よって，a，c，d が正解．

糖尿病性網膜症で**誤っているもの**はどれか.

a 糖尿病の合併症として白内障がある.
b 軟性白斑がみられれば運動療法は避ける.
c 単純網膜症でも症状がみられることがある.
d 年間 1 万人近くが糖尿病性網膜症で失明する.
e 網膜電図で律動様小波の減弱を認める.

思考のプロセス

1 つずつみていきましょう. a はいいですね. 白内障のリスクでもありました. 糖尿病の眼合併症としては,糖尿病性網膜症,白内障,動眼神経麻痺の 3 つをおさえておくとよいです. b もいいですね. 軟性白斑がみられるということは,前増殖網膜症以降だと推測できるため,運動療法は避けた方がよいでしょう. c は難しいかも. 網膜出血(少量)によって硝子体の濁りを生じ,飛蚊症や糖尿病黄斑浮腫(→ P.90)などを起こして症状をきたすことがあります. d はパス. e はいいですね. a の白内障の合併や硝子体出血で眼底所見がとれないときに有用です. よって,残った d が正解. ちなみにですが,毎年 3,000 人近くが糖尿病性網膜症で失明しています.

この問題を解くために,d の知識を知らなければならないということは全くありません. a,b,c,e の 4 つの選択肢を除外できれば,正解にたどり着けるというタイプの問題です. 最近の国試ではこのタイプの出題が少なくありませんが,過去問を自習するうえでこのような d の知識について深掘りしてしまい,オーバーワークになっていく人をときどきみかけます. 医学の問題は,皆さんの知らないことをいくらでも出すことができるので,この手の選択肢の内容については無視することをオススメします. 最初はその見極めが難しいかもしれません. しかし,このラインを引くことは効率を最大限にするために最も必要な能力であり,ぜひとも身につけて欲しいところです. マイナー科だけではありますが,本シリーズでそのお手伝いをさせていただきますね.

9 糖尿病以外の血管障害
血管系

国試の傾向と対策

　医学生にとって混乱しやすいところの１つでしょう．ポイントは「静脈」と「動脈」を分けて考えることです．循環器疾患で例えるならば，「静脈」は狭心症，「動脈」は急性心筋梗塞（AMI）のようなものです．

◆ 網膜静脈閉塞症は動脈の異常！

　いきなり核心をいいます．網膜「静脈」閉塞症という名前ですが，生じているのは**動脈の異常**です．平たくいうと**動脈硬化**です．なので，好発年齢は中高年であるというのも導けますね．

　動脈硬化によって，動脈が狭細化します．同時に柔軟性も失います．眼の中では動脈と静脈が交叉する領域があるのですが，硬くなった動脈に静脈が圧迫されてうっ滞を生じるようになります．これを**動静脈交叉現象**といいます（図9-1）．

　うっ滞すると，網膜出血（少量）や網膜虚血（軟性白斑）が起こります．これが眼底全体にまんべんなく生じるので，全体が赤色＆白色で埋め尽くされます．これを**火焔状出血**といい，網膜静脈閉塞症に特徴的

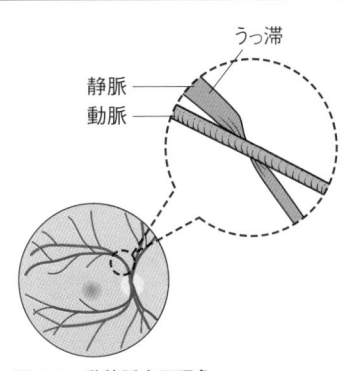

図 9-1　動静脈交叉現象

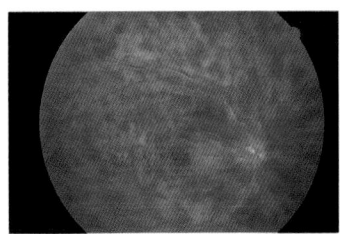

図 9-2　火焔状出血（99C21）

な所見です（**図9-2**）.

　全体的に障害されますから，視野障害も出ますし，視力障害も出ます．また，虚血があるということは，糖尿病性網膜症と同様，しばらくすると**新生血管**が生じるということを意味します．なので，進行すれば続発性緑内障，網膜剥離，硝子体出血が生じるというのも納得がいくでしょう.

～高血圧性網膜症～

　高血圧は動脈硬化のリスクの1つなので，動脈の狭細化・柔軟性低下→動静脈交叉現象→静脈うっ滞による網膜の小さな出血・小虚血→新生血管という，網膜静脈閉塞症と類似した変化を生じます（**図9-3**）．改めて覚え直す必要はありませんね.

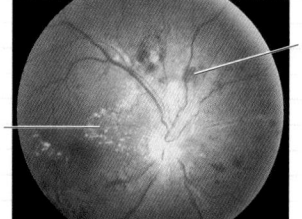

白いボツボツ（虚血）　　　赤いボツボツ（出血）

図9-3　高血圧性網膜症（96D21）

◆治療のターゲットは動脈硬化&新生血管！

　治療は，原因である動脈硬化の改善と新生血管の抑制です．前者については，例えば血圧コントロールや脂質コントロールなど．後者についてはどうでしょう？……そう，新生血管の治療・予防である**網膜光凝固**や**抗 VEGF抗体阻害薬**（**硝子体注射**）ですね．原則さえおさえてしまえば，簡単に導くことができてしまいます.

◆ 網膜動脈閉塞症は突然発症する

　続いて，「動脈」について学んでいきます．こちらは眼科救急疾患の１つであり，救急外来に来ることもあります．痛みが出ないので，一見すると緑内障発作よりも緊急度は低そうに感じますが，網膜動脈閉塞症は時間との戦いがよりシビアな疾患です．網膜が急激な虚血に耐えられるのは，**１〜２時間**といわれており，眼科医以外でも適切な診断＆対処が求められます．

　動脈硬化や心房細動（Af）を背景に，網膜動脈に「**突然・急激**」に血栓が詰まり，血流が途絶します．眼全体が障害されるので，視力障害も視野障害（特に中心部）も起きます．

Amasawa's Advice

💡 **突然・急激発症 → 網膜動脈閉塞症をまず考えよう！**

　エピソードから本疾患を疑えば，眼底検査で確認するのがベスト．とても特徴的＆覚えやすい所見であり，**cherry red spot** といいます（**図 9-4**）．チェリーといえば鮮赤色を思い浮かべるかもしれませんが，これはアメリカンチェリーが由来なので，暗赤色です（**図 9-5**）．

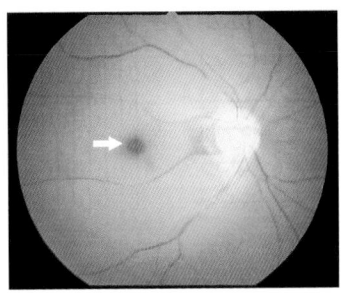

図 9-4　cherry red spot（104G54）

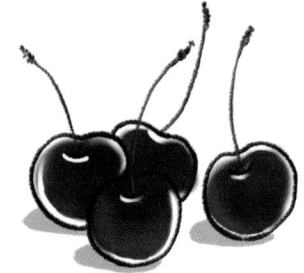

図 9-5　アメリカンチェリー

　さて，眼底所見は参考で！とこれまで言ってきましたが，これは非専門医もみられるようになっておきたい＆病態を理解するのにとてもよいので，掘り下げて説明します．

誤解されがちなのですが，これは真ん中（中心窩）だけにポツンと異常が起きているわけではありません．思い出してください．網膜動脈閉塞症は，眼全体の障害でしたね．ならば，眼底所見もそれと対応するはず．

　第1章で後々意味をもつ……といっていたものを覚えていますか？　中心窩は周囲の網膜・脈絡膜の2つの血流から栄養を受けているという話です．この知識から，中心窩は脈絡膜からの血流が残っていると導けます．つまり，中心窩が目立ってみえるのは，中心窩の異常……ではなく，中心窩以外が虚血で白くなり，相対的に中心窩が暗赤色にみえているだけなのです．

　ただ，中心窩もノーダメージというわけではありません．あくまでメインの血流は周囲網膜からなので，視力障害は避けられません．つまり，完全失明ではないけど高度の視力障害が起きるというのが典型的です．

◆ 網膜動脈閉塞症の初期対応

　皆さんの役割としては，専門医にすばやく受診させることですが，それまでのつなぎとして，**眼球マッサージ**を施行できるかが明暗を分けます．とはいっても大げさなことをするわけではなく，まぶたの上から眼部をグリグリするだけです．これによって，血栓がとれることを期待します．ただ，これは硝子体出血があると禁忌になるので，眼底検査で cherry red spot と合わせて確認しておく必要があります．

　あとは，血栓溶解療法，血管拡張薬（硝酸薬など），眼圧降下薬（PG製剤やマンニトールなど），前房穿刺，高圧酸素療法などの方法が有効ですが，このあたりは眼科専門医にお任せをすればよい領域です．

　前述しましたが，時間との勝負になる疾患です．大げさではなく，未来の患者さんの quality of life を変えることができるのは，今，本書を読んでいる皆さんかもしれません．

◆分枝型について（Advanced）

最後に，「分枝型」について触れておきます．末梢側の血管の一部のみが障害されたもので，こちらも動脈と静脈の２パターンがあります．

「分枝型」は一部のみなので，対応する領域のみの**視野障害**を起こします．眼底所見も部分的に虚血（白色）あるいは出血（赤色）がみられるのみです（図9-6）．

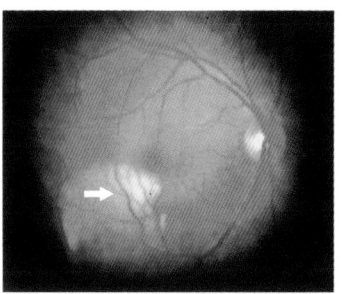

図9-6　網膜動脈分枝閉塞症（101G10）

先ほど学んだ２つの疾患はより中枢側の血管が障害されたものであり，本疾患と明確に区別するため，「中心型」と呼ばれることもあります．ややこしいですが，「中心型」・「分枝型」×「動脈」・「静脈」の２×２パターンがあるわけです．ただ，「分枝型」の方は国試での出題はほとんどありませんし，「中心型」をしっかりおさえておけばよいです．

～知識を有機的につなげよう～

解剖学の理解は，正確な病態を理解するうえで大いに役立ちます．例えば，高安動脈炎や巨細胞性動脈炎（側頭動脈炎）では「失明する」という知識は有名です．しかし，これらは主に大血管炎であり，網膜のような細い血管とは一見無縁のように思います．

しかし，網膜動脈に至るまでには，内頸動脈→眼動脈→網膜動脈を経ているわけです．つまり，内頸動脈の炎症によって，網膜動脈閉塞症に類似した機序を呈するわけです．マイナー科は一見独立しているように感じますが，こういうふうに内科疾患とつながると，とてもエキサイティングです．

血管炎

網膜静脈閉塞症

好発	中高年
原因	動脈硬化
症状	視力障害，視野障害 （新生血管が生じれば続発性緑内障，網膜剝離，硝子体出血）
眼底所見	動脈の狭細化，動静脈交叉現象 火焔状出血（網膜出血，軟性白斑）
治療	動脈硬化の改善 網膜光凝固，抗 VEGF 抗体阻害薬（硝子体注射）
備考	分枝型では視野障害を起こす 抗凝固療法の施行については意見が分かれる

網膜動脈閉塞症

好発	中高年
原因	**心房細動**（Af），動脈硬化
症状	**急激な視力障害** 眼前暗黒感
眼底所見	cherry red spot
治療	**眼球マッサージ** 血栓溶解療法，血管拡張薬（硝酸薬など） 眼圧降下薬（PG製剤やマンニトールなど） 前房穿刺，高圧酸素療法
備考	分枝型では**視野障害**を起こす

解いてみた
血管系

オリジナル

網膜中心静脈閉塞症について**誤っているもの**はどれか.

a 網膜光凝固が治療になる.
b 高血圧がリスクになる.
c 動静脈交叉現象が眼底写真でみられる.
d 軟性白斑が眼底写真でみられる.
e 骨粗鬆症がリスクになる.

思考のプロセス

1つずつみていきましょう. a はよいですね. 網膜静脈閉塞症では新生血管が生じるわけですから, この治療・予防に網膜光凝固が有効です. b はよいですね. 網膜静脈閉塞症という名前ですが, 本質は動脈硬化です. 高血圧は動脈硬化の代表的なリスクの1つです. このため, c も正しいです. d は一瞬迷うかもしれませんが, 軟性白斑＝虚血の所見です. 網膜静脈閉塞症では出血と虚血が生じるので, これも当然起こります. このあたりは考えて導き出せるようにしたい. e は関係ありませんね. よって e が正解.

65 歳の男性．左眼の急激な視力障害を訴えて来院した．視力は右 1.2（矯正不能），左光覚弁（矯正不能）．左の眼底写真（A）と色素静注後 30 秒の蛍光眼底造影写真（B）とを次に示す．右眼の眼底には異常はみられない．

考えられるのはどれか．

a　急性緑内障

b　Vogt- 小柳 - 原田病

c　網膜剝離

d　加齢黄斑変性

e　網膜動脈閉塞症

9

血
管
系

A　　　　　　　　　　　　　　　B

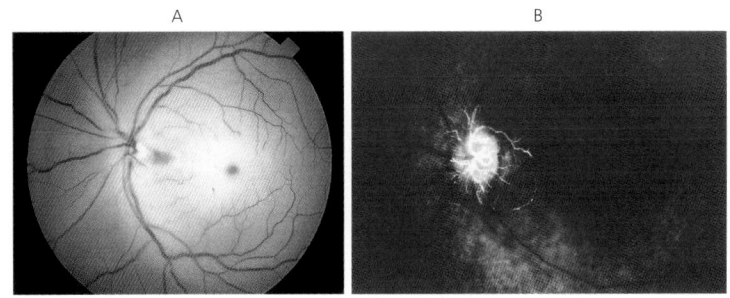

思考のプロセス

　光覚弁ですから，0.01 より視力が悪い状態ですね．「急激」という発症機転から，まずは網膜動脈閉塞症を考えます．そのうえで画像をみると，cherry red spot がありますね．眼底所見はあまりムキになって覚える必要はありませんが，これだけは一発診断できてほしいものです．よって，e が正解．ちなみに，蛍光眼底造影検査では血管が染まっていないのがわかります．病態生理を知っていれば当たり前ですが，こちらも合わせておさえておきましょう．

オリジナル

網膜静脈分枝閉塞症について正しいのはどれか. **2つ選べ.**

a　視野障害をきたしやすい.

b　変視症をきたしやすい.

c　心房細動がリスクになる.

d　高血圧がリスクになる.

e　若年者に多い.

思考のプロセス

　「分枝型」であることに注目して，1つずつみていきましょう. a はいいですね. 分枝型では視野障害をきたしやすいです. 例外として, 黄斑部に出血が及んだ場合には視力障害を伴う, ということは留意しておきましょう. b は初出ですね. これについては後ほど学びます. c を選んでしまった人は要注意です. 心房細動（Af）がリスクとなるのは網膜動脈閉塞症です. d はよいですね. 高血圧→動脈硬化→網膜静脈閉塞症という流れです. e は違いますね. リスクが動脈硬化なので, 中高年に好発する疾患です. よって a, d が正解. b で迷ったかもしれませんが, 他で選べたことと思います. 本書を読み終わる頃には, b を選ばない理由も明らかになっていることでしょう.

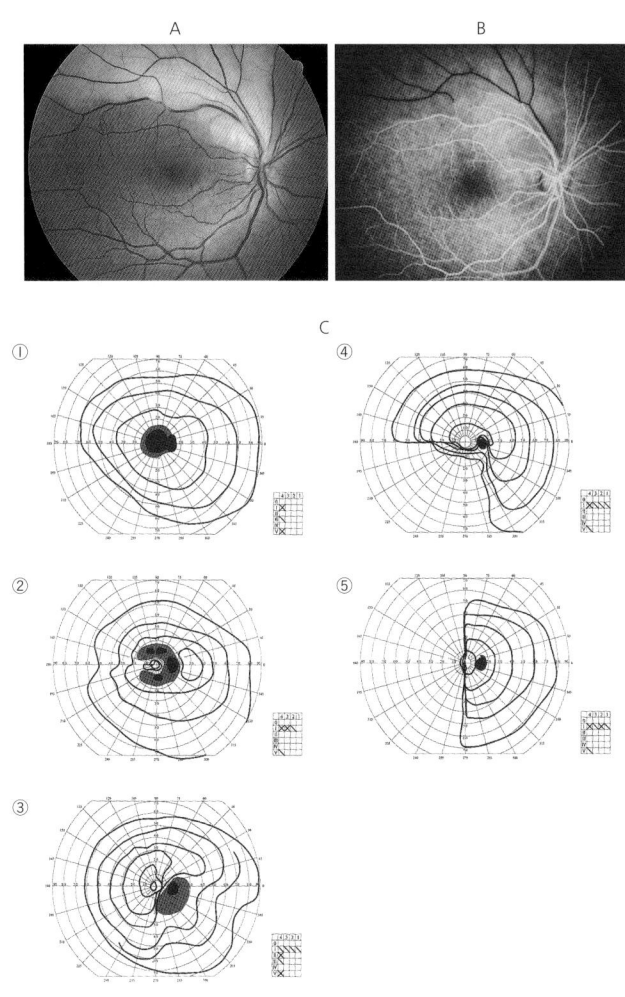

48歳の女性．右眼の急激な視野異常を訴えて来院した．視力は右 1.5（矯正不能），左 1.5（矯正不能）．眼圧は右 14 mmHg, 左 12 mmHg. 右の眼底写真（A）と蛍光眼底造影写真（B）とを次に示す．左眼に異常所見はみられない．

最も考えられる右眼の視野異常（C ①〜⑤）はどれか．

難問です．これまでの知識をフル動員させて解いていきましょう．「急激」からは網膜動脈閉塞症をまず考えます．しかし，訴えは「視野障害」ですね．これは一体……？

眼底写真（A）をみてみると，右上方だけが白くなっているのがわかります．蛍光眼底造影写真（B）をみてみると，ここに一致して血管が染まっていないのがわかりますね．以上より，網膜動脈分枝閉塞症の診断です．

右上方の網膜が障害されているということは，実際には左下方が見えなくなるのです．なぜかというと，網膜はカメラでいうところのフィルムの役割を担っているので，上下・左右が逆さまに映るようになっているからです．なので，人間は物をすべて逆さまに見ていることになりますが，脳内で補正しているため，日常に問題を起こすことはありません．ちょっと難しい話になってしまいましたが，とりあえず，網膜と実際の視野は反対であるというところをおさえておけばよいと思います．よって④が正解．

かなり難しい問題でした．しかし，これまで学んだ知識があれば理解することはできたはずです．ちなみにですが，①は中心暗点，②はBjerrum暗点（弓状暗点），③はMariotte盲点の拡大，⑤は半盲です．これらをみたときにどんな疾患を想起すべきかについては，2周目以降にできるようになればOKです．

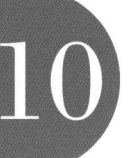

視野障害を起こす

網膜疾患

　網膜の病変を考えるときに重要なポイントは,黄斑部が含まれるかどうかです. 繰り返しになりますが, 視力障害なのか視野障害なのかでは鑑別が大きく異なります.

◆ 網膜剥離の特徴をつかもう

　網膜剥離とは読んで字のごとく, 網膜が剥がれてしまう疾患です. 右図は実際に剥がれている眼底写真です (**図 10-1**). そして, 剥がれた部位に対応する**視野障害**が出ます (右図なら下側の視野障害となる). もちろんのこと, 黄斑部が巻き込まれれば視力障害を生じます. このあたりは臨機応変に対応してください.

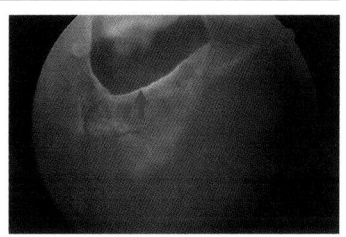

図 10-1　網膜剥離 (95D9)

　また, **飛蚊症・光視症**は網膜剥離を想起させる症状になるので確実におさえておきましょう！ 飛蚊症は視界にちらつく黒いごみ, 光視症は光を感じやすいというものです. 詳しくは第 16 章で解説します.

 飛蚊症・光視症 → 網膜剥離をまず考えよう！

治療には**網膜光凝固**を用います. レーザーを照射することで, 網膜を接着

することができます．これはこれまで色々なところで出てきましたね．出血を止めたり，新生血管の発生を防いだり，虹彩に孔を開けることもできます．ただし，剥離が大きい場合は**手術**（**強膜内陥術や硝子体手術など**）を行います．

重要 **レーザー光凝固まとめ**

① 新生血管の抑制（→糖尿病性網膜症, 網膜静脈閉塞症）
② 網膜の接着（→網膜剥離）
③ レーザー虹彩切開術（→緑内障）

◆ 光干渉断層法（OCT）があると心強い

ここで新たな検査の登場です．光干渉断層法（OCT）は，眼のCTとも呼ばれているものです（**図10-2**）．よくわからない状態だと，うげ〜となるかもしれませんが，理解すると眼底蛍光造影と同様，よりヒントを与えてくれる道具となってくれます．

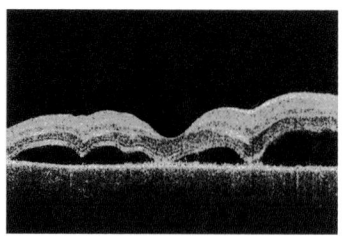

図10-2　OCT（107I48）

そもそも，網膜は10層構造で構成されています．最も外側（ぶどう膜側）を色素上皮層といいますが，剥離はここで生じます．つまり，剥離すると網膜が9層＋1層に分かれるのです．これを踏まえたうえで，OCTに戻りましょう．

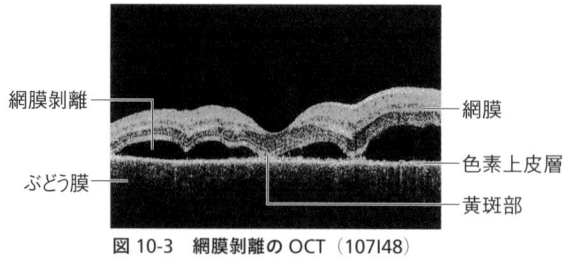

網膜剥離

ぶどう膜

網膜

色素上皮層

黄斑部

図10-3　網膜剥離のOCT（107I48）

緑色の層はすべて網膜で，下の紫っぽいところがぶどう膜です（**図10-3**）．

ここでぶどう膜側に1層緑色のところが残っていることに着目してくださ
い．残りの緑色の層は浮き上がっているのがわかりますね．これが，9層＋
1層に分かれている状態（＝剥離）です．眼底検査でも捉えられます（**図
10-1**）が，OCTの方が剥離していると一目瞭然じゃないでしょうか？

　ちなみにですが，中央の少し内側に凹んでいるところが，黄斑部になりま
す．この例では，黄斑部は保たれている（剥離していない）のがわかります．

◆ 網膜剥離には3つの病態がある

　網膜剥離も診断はそこまで難しくなく，国試で求められるのは**原因を考え
る**ことです．白内障やぶどう膜炎と似ていますね．白内障と原因も類似して
おり，アトピー性皮膚炎，ぶどう膜炎，糖尿病性網膜症，外傷などです．た
だし，こちらについては病態生理を理解して覚えることで，より理解が深ま
りますので，しっかり掘り下げます．剥がれ方は以下の3つに分類できます．

　1つ目は**裂孔原生**といわれ，網膜に孔が開き，剥離してしまうタイプです．
アトピー性皮膚炎で眼を掻きむしる，網膜が引き伸ばされる，眼を強打する
などが代表的です．
　2つ目は**牽引性**といわれ，眼内の異物によって膜が引っ張られて剥離して
しまうタイプです．基本的には，新生血管が生じる疾患で起こります．
　3つ目は**漿液性**といわれ，眼の血管から血漿成分などが漏れて剥離してし
まうタイプです．血管透過性亢進するぶどう膜炎が代表的です．

重要 **網膜剥離の病態まとめ**

① **裂孔原性**：アトピー性皮膚炎，近視，外傷
② **牽引性**　：糖尿病性網膜症，網膜静脈閉塞症
③ **漿液性**　：ぶどう膜炎，中心性漿液性網脈絡膜症

◆ 網膜色素変性症は病態生理から学ぶ

　続いて，網膜色素変性症について学んでいきます．この疾患は長い年月を
かけて網膜の視細胞が変性してしまい，最終的には失明に至る遺伝性疾患で
す．

　この疾患のポイントは，**まず杆体細胞から障害される**ということです．組
織学の復習になりますが，視細胞は杆体細胞と錐体細胞の２つに分けられ
ます．杆体細胞は主に網膜周辺部に多く分布し，暗い場所での視野を担って
います．錐体細胞は主に網膜中心部（黄斑部近く）に多く分布し，視力と色覚
を担っています．

　つまり，杆体細胞が障害されれば，**夜盲**と**視野障害**の２つを生じるのです．
夜盲とは明るいところでは見えるけれど，暗いところでは見えにくくなる状
態をいいます．反対に，夜盲をみたら，まずは網膜色素変性症を考えましょ
う．

 Amasawa's Advice

　夜盲 → 網膜色素変性症をまず考えよう！

　また，視野障害については，網膜周辺部から障
害されるのに対応し，初期には**輪状暗点**と呼ばれ
る特徴的な視野障害をきたします（**図 10-4**）．
　残念ながら，本疾患に対する根治的な治療はい
まだにありません．

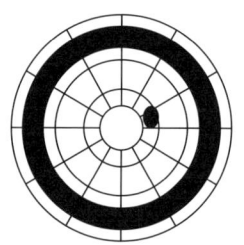

図 10-4　輪状暗点

 Amasawa's Advice

　輪状暗点 → 網膜色素変性症をまず考えよう！

◆ 網膜色素変性症に有用な検査

右眼　　　　　　　　　　　　左眼

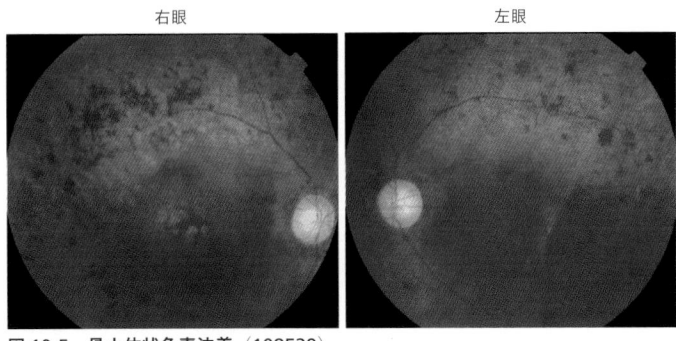

図 10-5　骨小体状色素沈着　（108E29）

　まず，大前提として，**両側性にみられる**というのがキモです．眼底所見はこれまで赤色（出血）や白色（虚血）が主体でしたが，網膜色素変性症では黒いポツポツが網膜周辺部にみえます．これを**骨小体状色素沈着**といい，本疾患に特徴的な所見です（**図 10-5**）．進行すると，錐体細胞まで障害されるため，視神経乳頭の萎縮などの所見も出てくるのですが，これは非特異的であり，疾患想起にはあまり役立ちません．

> **Amasawa's Advice**
>
> 網膜周辺部が黒い → 網膜色素変性症をまず考えよう！

　また，**網膜電図**（ERG）でも特徴的な所見がみられます（**図 10-6**）．視神経の活動が落ちることを反映し，網膜電図の**波形が flat** になります（**図 10-7**）．これはとても重要です．
　思い出してください．網膜色素変性症は白内障の原因になるんでしたね．ということは白内障の程度がひどければ，頼りになる眼底所見をとることができないということ．そんなときに，ERG が非常に力を発揮してくれることは，想像に難くないでしょう．

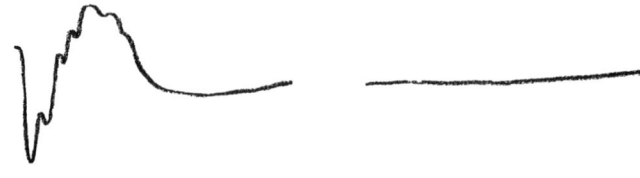

図 10-6　ERG 正常所見　　　　　　図 10-7　ERG で flat

～アトピーではなぜ孔が開きやすい？～

　裂孔原性網膜剝離の説明に「アトピー性皮膚炎で眼を搔きむしる」と書きました．しかし，例えば花粉症とかでも眼を搔きむしる状況はあるわけであり，そう考えると，もっと身近な疾患になってもよさそうです．しかし，健常人では搔きむしるだけで起こることはまずありません．これはなぜでしょうか？

　発生学を思い出してみると，皮膚および網膜は同じ外胚葉由来でした．つまり，アトピー素因の人はどちらも脆弱化しているので，孔が開きやすいというわけです．興味深いですね．

網膜疾患

網膜剥離

原因	アトピー性皮膚炎，近視，外傷 糖尿病性網膜症，網膜静脈閉塞症 ぶどう膜炎，中心性漿液性網脈絡膜症 特発性
症状	飛蚊症，光視症 剥がれた部位に対応した**視野障害**（or 視力障害）
検査	眼底検査や光干渉断層法（OCT）で剥離がみられる
治療	網膜光凝固 手術（強膜内陥術，硝子体手術など）
備考	網膜の**色素上皮層**で剥がれる 眼圧は**低下**する

網膜色素変性症

病態生理	両眼性の視細胞の変性 （杆体細胞→錐体細胞の順で障害される）
症状	夜盲，輪状暗点 ※進行すれば視力障害も出る
合併症	白内障
検査	眼底検査で**骨小体状色素沈着**，視神経乳頭の萎縮 網膜電図（ERG）で flat 化
治療	根治的な治療なし
備考	失明の原因の第 2 位である

解いてみた
網膜疾患

オリジナル

網膜剝離についての組み合わせとして**合致しないもの**はどれか.

a 原因−アトピー性皮膚炎
b 症状−飛蚊症・光視症
c 合併症−硝子体出血
d 検査−眼圧上昇
e 治療−レーザー治療

思考のプロセス

　1つずつみていきます. a はよいですね. アトピー性皮膚炎は裂孔原性の原因となります. b の「飛蚊症・光視症」は網膜剝離を考えるキーワードですね. c は初出ですが, 剝離するときに血管を傷つけ, 硝子体出血を合併することがあります. ここは考えて導ける範疇でしょう. d は一旦パス. e はよいですね. レーザー治療, つまり網膜光凝固は網膜剝離の治療における選択肢の1つです. よって, 残った d が正解. ちなみにですが, 網膜剝離ではむしろ眼圧が低下しやすいことをインプットしておくとよいです.

104D7

網膜剥離の原因となる病態はどれか．**2つ選べ**．

a 高眼圧
b 網膜裂孔
c 眼位異常
d 水晶体融解
e 眼内増殖組織による牽引

───────────────── 思考のプロセス ─────────────────

　網膜剥離の原因は必ずおさえておきましょう．この中ではbとeですね．bであればアトピー性皮膚炎，近視，外傷，eであれば新生血管を生じる糖尿病性網膜症や網膜静脈閉塞症が代表的です．

　他は見慣れないものが並んでいますが，bとeが明らかに正解なので，これらについては触れなくてOK．いわゆる当て馬の選択肢であり，オーバーワークにならないようにしましょう．

　興味深い話を1つしておきます．aの高眼圧は緑内障のことです．眼科医の中には，緑内障の患者では網膜剥離が起きにくいという説を唱える人もいます．これは，高眼圧によって網膜が押されているために剥離しにくいという病態生理から考えられているそうです．

10

網膜疾患

55歳の男性．左眼の飛蚊症と視野異常とを主訴に来院した．1週前から多数の黒いものが飛んでいるのが見え，昨日から下鼻側視野の欠損を自覚した．矯正視力は右 1.2，左 0.9，眼圧は右 14 mmHg，左 11 mmHg．眼底写真（合成による広角撮影像）を別に示す．

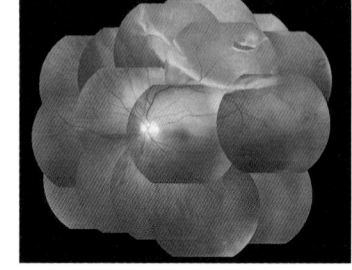

治療法はどれか．**2つ選べ**．

a 濾過手術
b 硝子体手術
c 強膜内陥術
d 抗 VEGF 薬硝子体注射
e 副腎皮質ステロイドのテノン嚢下注射

思考のプロセス

　画像が見慣れない派手なもの……なので，そっちに眼がいきたくなるのもわかりますが，こらえましょう（笑）．「**飛蚊症**」がみられているので，網膜剝離をまず考えます．視野障害も合致しますね．ここでは治療法を聞かれているので，b と c が正解だとわかります．

　すごいことになっている画像はよくわからないままでもよいですが，一応解説しておきます．これは眼底写真を複数枚合わせて 1 枚の画像にしたものです．局所の写真を統合して，いつも見慣れている全体像に近づけているわけですが，慣れていない人には逆にわかりにくい……ですね．

　下鼻側視野異常が症状なわけですから，網膜の異常は右上方にみられるはずですよね．それを念頭においておけば，右上方が剝離しているのがわかるかと思います．まぁ，画像はなくても解けますし，「ふーーん」くらいで全然かまいません．

18歳の女子．暗いところで見えにくいと訴えて来院した．視力は右0.1（1.2×−4.00D），左0.1（1.2×−4.00D）．左眼の眼底写真を次に示す．右眼底も同様の所見である．

この患者で最も考えられる視野異常はどれか．

a 中心暗点

b 盲点中心暗点

c 弓状暗点

d 輪状暗点

e らせん状視野

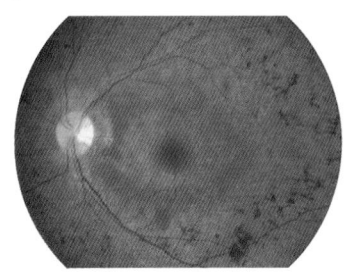

10
網膜疾患

思考のプロセス

　暗いところで見えにくいというのは夜盲のことであり，「夜盲」といえば網膜色素変性症をまず考えます．網膜色素変性症を意識したうえで眼底写真をみてみると，辺縁部に黒いポツポツがみえますね．これらは骨小体状色素沈着であり，網膜色素変性症に特徴的です．よって，dが正解．

　2周目以降であれば，他の選択肢がどの疾患と対応しているかまで言えるようにしておくべきです（1周目であれば飛ばしてください）．aは黄斑疾患，bはMariotte盲点の拡大のことで，乳頭浮腫をきたす疾患，cはBjerrum暗点のことで原発性開放隅角緑内障，eは心因性でみられますね．

101H39

27歳の男性．夕方歩いていると人にぶつかることが多いことを主訴に来院した．中学生の頃から夕方になるとクラブ活動でやっていた野球のボールが見にくいことに気づいていた．両眼とも矯正視力1.0である．前眼部検査では眼瞼，角膜および結膜に異常所見はみられないが，眼底に異常を認める．診断の確定に必要な検査はどれか．**2つ選べ**．

a 調節検査
b 視野検査
c 眼球運動検査
d 網膜電図〈ERG〉
e 視覚誘発脳波

思考のプロセス

　エピソードからは，夕方（暗いところ）見えにくくなっていることから，夜盲の可能性が高いです．「夜盲」といえば網膜色素変性症をまず考えるものであり，眼底に異常がある点も合致します．網膜色素変性症を証明するには特徴的な眼底所見に加えて，視野検査による輪状暗点やERGで波形のflat化も有用でした．よってb, dが正解．

　ちなみに，こちらも2周目以降でよいですが，夕方に増悪していることからは，乱視や眼精疲労も鑑別に挙がります．ただし，眼底に異常があった点や頭痛などのエピソードがないことから，これらは否定的です．また，他の選択肢についても，それぞれ何の疾患を想定しているかを言えるべきでしょう．aは老視，cは複視，eは視神経炎に有用な検査です．

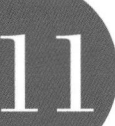

11 視力障害を起こす
黄斑疾患

　続いて,黄斑に病変をきたす疾患を3つほど学んでいきます.黄斑が障害されるということは,**中心視力**が障害されるということであり,非常にQOLを落とすことになります.

◆ 加齢黄斑変性も新生血管をきたす

　加齢黄斑変性は,加齢や喫煙によって**老廃物（ドルーゼン）**が蓄積し,新生血管が発生するのが問題となる疾患です.ただし,糖尿病性網膜症や網膜静脈閉塞症とは異なり,脈絡膜由来＆黄斑部に限局するという特徴があります（図11-1）.

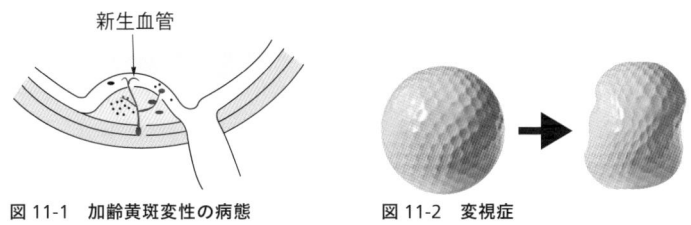

新生血管

図 11-1　加齢黄斑変性の病態

図 11-2　変視症

　症状としては,**変視症**（物が歪んで見える or 小さく見える）,**中心暗点**（中心の視野障害）,**視力障害**の3つを生じます（**図11-2**）.特に前者2つがあれば黄斑疾患を想起しましょう.

変視症・中心暗点 → 黄斑疾患をまず考えよう！

　眼底写真では**黄斑部に出血**がみられるのが特徴です（**図 11-3**）．新生血管の破綻で起こるものですが，新生血管が脈絡膜由来という特徴から，脈絡膜と網膜の間に出血が溜まります．この局在を確かめるためには，前章でも出てきた**光干渉断層法**（**OCT**）が有用です．脈絡膜と網膜の間の出血が描出されていますね（**図 11-4**）．もしくは，**蛍光眼底造影**で黄斑部に限局する造影剤漏出を確認するのも手です（→ P.204 **図 18-14**）．

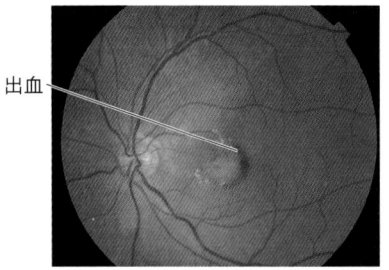

出血

図 11-3　加齢黄斑変性の眼底写真
（112C31）

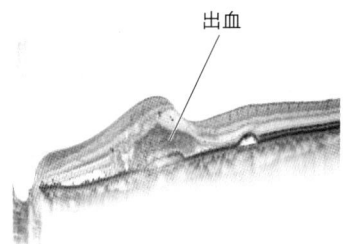

出血

図 11-4　加齢黄斑変性の OCT 白黒
（112C31）

　加齢黄斑変性の治療は，新生血管に対する**抗 VEGF 抗体阻害薬**（**硝子体注射**）です．網膜光凝固もやらないわけではないですが，黄斑部は重要な部位であるため，適応は慎重に決めなくてはいけません．具体的にいうと，中心窩外であれば施行可能です．

重要　**新生血管を生じる疾患まとめ**

　① 糖尿病性網膜症
　② 網膜静脈閉塞症
　③ 加齢黄斑変性

◆ 黄斑円孔の真に有用な検査は?

黄斑円孔は，加齢によって変性した硝子体に牽引され，**黄斑部に孔が開いてしまう**疾患です．孔の開いた部分には水が溜まり，加齢黄斑変性と同様に変視症，中心暗点，視力障害の 3 つを生じます．治療は**硝子体手術**です．

眼底写真をみてみましょう（**図 11-5**）．異常がわかりますか？……正常像を見慣れていれば異変に気づくかもしれませんが……普通は無理だと思います．しかし，孔が開いているかどうかについては，もっとわかりやすい検査があります．それは，OCT です．孔が開いているのが一目瞭然ですね（**図11-6**）．あぁ，なんて便利な OCT．

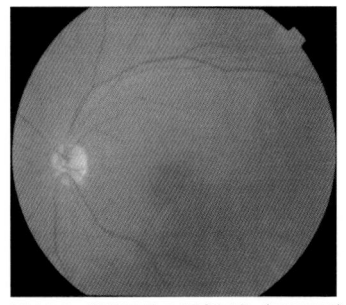

図 11-5　黄斑円孔の眼底写真（108D38）

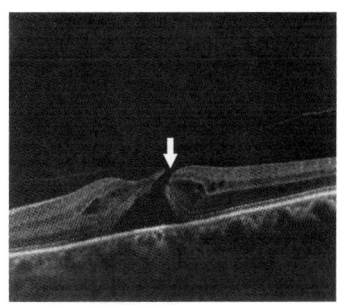

図 11-6　黄斑円孔の OCT（108D38）

Amasawa's Advice

 黄斑疾患 → 光干渉断層法（OCT）で診断しよう！

◆ 中心性漿液性網脈絡膜症は選択肢によく出てくる

最後に，この中心性漿液性網脈絡膜症という長ったらしい名前の疾患を学んでいきましょう．実は，前章の漿液性網膜剥離の原因としてさらっと登場させています．この疾患は，脈絡膜の血管透過性亢進によって**黄斑部に水が溜まる**病気です．これによって，変視症，中心暗点，視力障害の 3 つを起こします．

中心性漿液性網脈絡膜症は**ストレス**や**ステロイド**が原因といわれており，中年男性に好発します．ここで，ステロイドによる眼の副作用をまとめておきます．

> **重要** **ステロイドの眼の副作用まとめ**
>
> ① 緑内障
> ② 白内障
> ③ 中心性漿液性網脈絡膜症

　眼底写真を確認しておきましょう（**図11-7**）．先ほどの黄斑円孔の眼底写真よりはこちらの方が異常（液体貯留）を認識しやすいかもしれません．

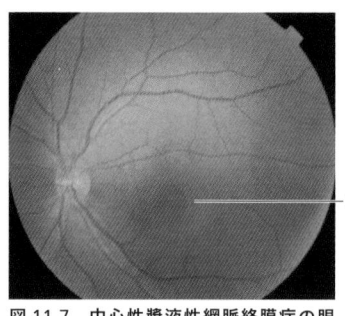

水溜まり

図11-7　中心性漿液性網脈絡膜症の眼底写真（109I46）

　ただ，やっぱり眼底写真だけでは自信がもてませんよね．そんなときには，我らが **OCT** です（笑）！　これなら水が溜まっている（漿液性網膜剝離）のが一目でわかりますね（**図11-8**）．神．

　それから，中心性漿液性網脈絡膜症では血管透過性亢進が病態なので，**蛍光眼底造影**で血管からの造影剤漏出を確認するのも，これまた有用です（**図11-9**）．

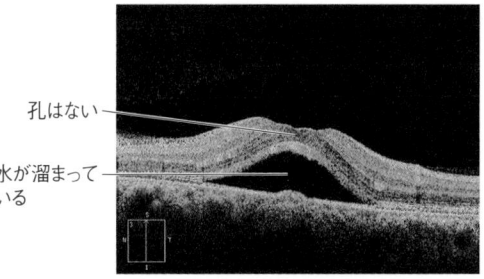

孔はない

水が溜まって
いる

図 11-8　中心性漿液性網脈絡膜症の OCT
（109I46）

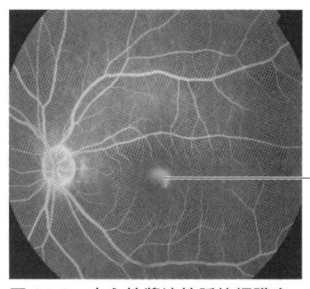

造影剤漏出

図 11-9　中心性漿液性脈絡網膜症
の蛍光眼底造影検査（109I46）

　基本的には数か月で自然治癒するので，**経過観察**で OK．ただし，剥離が
著しい場合には網膜光凝固で固定することもあります．余裕がある人は，中
心性漿液性網脈絡膜症では**遠視化**することもおさえておきましょう．

～日本人の失明ランキング～

第 1 位：緑内障
第 2 位：網膜色素変性症
第 3 位：糖尿病性網膜症
第 4 位：加齢黄斑変性

　昔は白内障が第 1 位を占めていましたが，手術が可能となり大きく順位を下
げました．また，2013 年には糖尿病性網膜症が第 2 位でしたが，糖尿病のコン
トロールがよくなったことにより，現在の順位となっています．

黄斑疾患

加齢黄斑変性

好発	中高年
原因	加齢，喫煙
症状	変視症，中心暗点（視野障害），視力障害
検査	眼底検査，光干渉断層法（OCT），蛍光眼底造影で 黄斑部の出血・造影剤漏出
治療	抗 VEGF 抗体阻害薬（硝子体注射） 網膜光凝固
備考	新生血管は脈絡膜から生じる 失明の原因の第 4 位である 硝子体出血を伴った場合は硝子体手術を行う

黄斑円孔

好発	中高年
症状	変視症，中心暗点（視野障害），視力障害
検査	眼底検査や OCT で 黄斑部の裂孔（＋液体貯留）
治療	硝子体手術

中心性漿液性網脈絡膜症

好発	中年男性
原因	ストレス，ステロイド
症状	変視症，中心暗点（視野障害），視力障害
合併症	遠視化
検査	眼底検査，OCT，蛍光眼底造影で 黄斑部の漿液性網膜剥離・造影剤漏出
治療	経過観察 状況によっては網膜光凝固を行う
備考	数か月程度で自然軽快する

解いてみた
黄斑疾患

99G10

62 歳の男性．左眼の視力低下を訴えて来院した．6 か月前から左眼の変視症を自覚している．視力は右 0.8（矯正不能），左 0.04（矯正不能）．左右眼に初発白内障がみられる．眼圧は右 14 mmHg，左 15 mmHg．右眼底に異常を認めない．左眼の眼底写真を次に示す．

考えられるのはどれか．

a 糖尿病網膜症
b 加齢黄斑変性
c 網膜中心静脈閉塞症
d 脈絡膜悪性黒色腫
e Vogt- 小柳 - 原田症候群

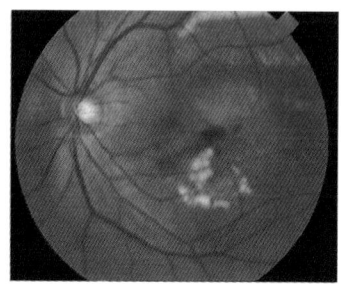

思考のプロセス

「変視症」があることから，黄斑疾患であることがわかります．高度の視力障害があるのも合致しますね．黄斑部に異常があるだろうということを念頭において画像をみてみると，黄斑部に出血（赤色）があるのがわかりますね．よって，加齢黄斑変性が考えられます．年齢も矛盾しません．b が正解．

他の選択肢もみてみましょう．a も新生血管を生じて出血をきたしますが，黄斑部に限局している点が合いません．また，右眼に異常がないという点も可能性を下げます．代謝性疾患であれば，程度の差こそあれど，基本的には両側性に生じるはずですからね．c も新生血管を生じますが，眼底所見としては火焔状出血が特徴的でした．d の悪性黒色腫とは，メラノーマのことです．出血しやすい腫瘍ではありますが，かなり稀であり，既往歴も記載はないですし，ちょっと考えづらい．無視して OK の選択肢．e は首より上に多彩な症状をきたしたというエピソードがありませんし，回復期であれば夕焼け状眼底がみられるはずですが，それもありませんね．

111A24　難問

76歳の男性．左眼の視力低下を主訴に来院した．視力は右 0.8（1.2×＋1.0D），左 0.1（0.3×＋0.5D）．眼圧は右 15 mmHg，左 18 mmHg．眼底写真（A）と光干渉断層計〈OCT〉の結果（B）とを別に示す．

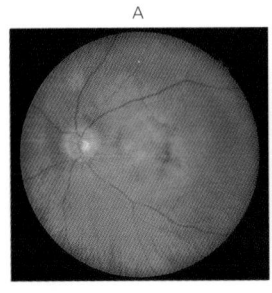
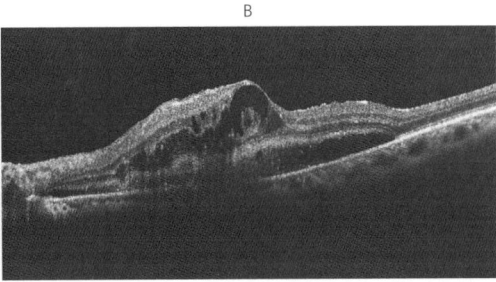

A　　　　　　　　　　　　　　　B

治療法はどれか．

a　抗菌薬点眼

b　ステロイド薬硝子体内注射

c　抗 VEGF 薬硝子体内注射

d　汎網膜光凝固

e　硝子体手術

<hr>

思考のプロセス

　病歴では視力低下のみなので決着が難しそうです．こういうときの画像は典型的のはず．そうしてみると，眼底写真では黄斑部の出血があり，OCT では出血（＋網膜剝離）して盛り上がっているのがわかりますね．加齢黄斑変性であることがわかります．よって，c が正解．画像メインの問題なので，ちょっと正答率は下がったと思います．

　ここで，d は？と思った人もいるかもしれませんね．網膜光凝固も適応になることもありますが，汎＝広範囲に行うということです．この疾患はあくまで黄斑部のみですので，適応となりません．

69歳の女性．1か月前から徐々に右眼の視力低下を自覚したため来院した．視力は右 0.2（0.4×−0.5D），左 0.6（1.2×−0.75D）．眼圧は右 13 mmHg，左 14 mmHg．右眼の眼底写真（A）及び光干渉断層計〈OCT〉像（B）を別に示す．

A
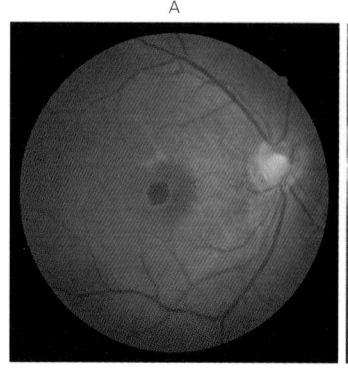

B
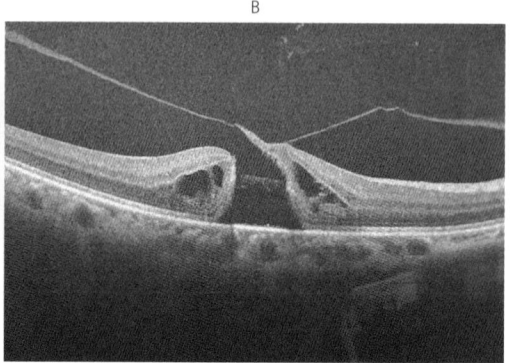

予想される自覚症状はどれか．

a 羞明
b 夜盲
c 変視
d 色覚異常
e 耳側視野欠損

思考のプロセス

　1か月前からの視力低下ということです．この問題も病歴のみでの決着は難しいため，画像での勝負となりそうです．眼底写真の方は解釈までには至らなくとも，黄斑部にブラックホールみたいなものがありますね（笑）．少なくとも出血（赤色）は明らかでありません．これに対して，OCTの方は孔が開いているのが一目瞭然です．よって黄斑円孔の診断です．

　まぁ，画像を詳しく読み切らずとも，黄斑部に何かしらの異常があるということはわかるでしょう．疾患名にいかずとも，黄斑疾患ならば変視症，中心暗点（視野障害），視力障害の3つですから，cにたどり着くことはたやすかったと思います．

オリジナル

42 歳の男性．右眼の視力低下を主訴に来院した．1 か月前から右眼で中心が見にくく，物が小さく見えるようになった．矯正視力は右 0.8，左 1.2．左眼の眼底写真では漿液性網膜剝離を認めた．

この疾患について**誤っているもの**はどれか．

a 男性と女性では，男性の方が多い．

b 同様の視野障害は加齢黄斑変性にもみられる．

c 眼底所見は Vogt- 小柳 - 原田病に類似することがある．

d 遠視の原因になる．

e 治療にはステロイドが有効である．

思考のプロセス

　1 か月前からの視力低下ということです．物が小さく見える（→変視症），中心が見にくい（→中心暗点）という点から，黄斑疾患であることがわかります．

　眼底写真では，漿液性網膜剝離を認めたということです．黄斑疾患において，血が溜まっていれば加齢黄斑変性，孔が開いて水が溜まっていれば黄斑円孔，ただ単に水が溜まっていれば中心性漿液性網脈絡膜症という病名になります．よって，中心性漿液性網脈絡膜症ですね．

　1 つずつみていきましょう．a はいいですね．ストレスを溜めやすい中年男性に好発する疾患でした．b も OK．c はちょっと難しかったかもしれませんが，Vogt- 小柳 - 原田病をはじめとしたぶどう膜炎でも漿液性網膜剝離を合併することがありました．d も正しい．遠視化を起こします．e が違いますね．経過観察が基本になります．ステロイドはむしろ中心性漿液性網脈絡膜症の原因になるものでした．

12 直接刺激系
エピソードははっきりしていることが多い

　眼科救急の 1 つであり，救急外来にもやってきます．つまり，皆さんが 1st touch する可能性があるものばかりということ．病歴がはっきりしていれば診断は難しくありませんが，いかに**適切な初期対応 / 予防**をできるかが問われます．

◆ 化学薬品（酸・アルカリ）は小学校の理科を思い出そう！

　何らかの理由（事件 !?）で，眼に化学薬品が入ると，**角膜障害**（眼痛，視力障害）を起こします．何となく酸性の方が強い気がしてしまいますが，アルカリ性の方が腐食作用が強く，危険度高めです．

$$酸_{acid} < アルカリ_{alkali}$$

　治療は，兎にも角にも**洗眼**することです．小学校の授業でも，「薬品が眼に入ったら，すぐに眼を洗うこと！」と口を酸っぱくして言われたと思いますが，病院に来てもやることは同じで，いかに早く洗えるかが勝負です．

Amasawa's Advice
化学薬品 → とにかく洗眼すること！

◆ 眼内異物（鉄片・木片など）には CT！と 100 回唱えよう

何らかの異物が眼に入って，**角膜障害**（眼痛，視力障害）を起こします．損傷がひどい場合は，一気に角膜混濁を生じます．

化学薬品よりはマシだと考えがちですが，異物にはばい菌がつきものです．つまり，**感染**を心配しなくてはいけないということです．角膜に傷＋感染といえば……**細菌性角膜潰瘍**ですね．さらに深くまでいけば，異物外傷による水晶体混濁（白内障）や硝子体出血を起こすこともあります．

ポイントは，**頭部 CT** で異物の確認をすること．より深部までの情報がわかるので，**異物除去**の術前検査としても必要な情報が得られます．間違っても MRI を選択しないように．万が一，鉄分など磁気に反応するものであった場合，医原性疾患を作り出してしまうおそれがあります．

Amasawa's Advice

眼内異物 → まずは頭部 CT を施行しよう！

◆ 交感性眼炎は外傷を契機に生じる自己免疫性疾患

眼の外傷からおおよそ 1 か月くらいすると，ごく稀に抗メラノサイト抗体が生じ，**健側のぶどう膜炎を引き起こす**ことがあり，これを交感性眼炎といいます（**図 12-1, 2**）．

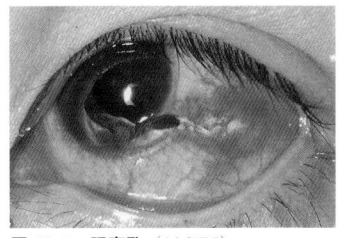

図 12-1　眼穿孔（106I75）

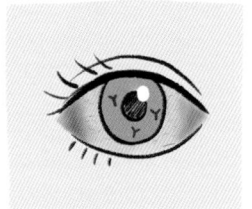

1 か月後 →

図 12-2　交感性眼炎

自己免疫疾患のため，治療は<u>ステロイド点眼</u>です．ひどくなると眼球摘出術が必要となることもある怖い疾患です．

◆ 電気性眼炎はラピュタのあの人をイメージしよう！

多量の紫外線を浴びることによって，<u>結膜・角膜に無数の微小な孔が開き</u>，**結膜炎**および**角膜障害**（眼痛，視力障害）を起こす疾患です．視力障害を残さずに元の状態へと戻りますが，激しい眼痛を数日間経験します．

そのあまりの痛みから救急外来に飛び込んできますが，**対症療法**をするしかありません．予防することが何よりも重要なのです．

では，具体的にどのような状況で起こるのでしょうか？　国試では**溶接作業**が有名です．溶接作業においてゴーグルをするのは，火花を直接防ぐ目的もありますが，この電気性眼炎を予防するために必要なのです．

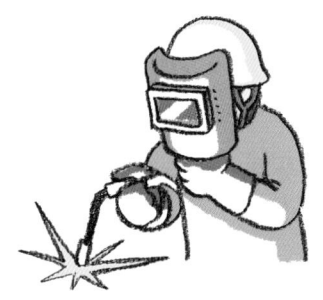

Amasawa's Advice

💡 溶接作業 → 電気性眼炎をまず考えよう！

皆さんに起こりうる状況としては，**海**や**雪山**でレジャーを楽しんだ後ですかね．雪山の晴れた日にゴーグルなしでのスキー / スノボは高リスク群です．楽しんだ後に，ラピュタのあの人（ム○カ大佐）みたく，「眼がぁぁああああ！」ってなるかもしれません (^^;).

～さまざまな光線による眼外傷～

　紫外線以外の光線も眼にさまざまな悪影響を与えます．例えば，赤外線（ガラス工など）やX線（CTなど）であれば水晶体（→白内障）を，可視光線（太陽光など）やレーザーポインターであれば網膜（→視力障害）を障害するといった具合です．

　ちなみにですが，紫外線では網膜障害が起きにくいことが知られています．これはなぜかというと，紫外線のほとんどは水晶体で吸収されてしまうからです．

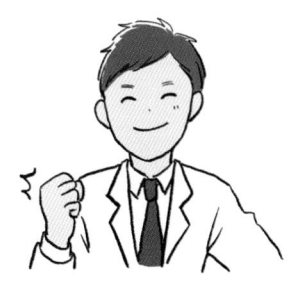

直接刺激系

化学損傷

原因	酸性・アルカリ性などの化学薬品
症状	**角膜障害**（眼痛，視力障害）
治療	洗眼
備考	**アルカリ性**の方が予後不良である

眼内異物

原因	鉄片，木片など
症状	**角膜障害**（眼痛，視力障害）
合併症	**細菌性角膜潰瘍** 白内障，硝子体出血
検査	頭部 CT で深さや数などを確認
治療	異物除去 ※表面ならピンセット，眼内なら硝子体手術など
禁忌	MRI

交感性眼炎

原因	眼外傷後の抗メラノサイト抗体
症状	**視力障害**（対側眼） 羞明，流涙
眼底所見	ぶどう膜炎に準じる（漿液性網膜剝離など）
治療	ステロイド点眼 アトロピン点眼，眼球摘出術

電気性眼炎

原因	**紫外線**（溶接，海水浴，雪山レジャーなど） 赤外線，可視光線，レーザー，放射線
症状	**結膜炎** **角膜障害**（眼痛，視力障害）
治療	**対症療法**（数日で治癒する）
備考	紫外線曝露の **1日以内** に発症する

解いてみた
直接刺激系

99B28

塩酸による眼の化学損傷の救急対応で適切なのはどれか.

a 人工涙液点眼
b 抗菌薬点眼
c 副腎皮質ステロイド薬点眼
d 生理食塩液で洗眼
e 水酸化ナトリウム液で洗眼

思考のプロセス

　化学薬品ときたら, とにかく洗浄することです. 家なら水道水でよいですし, 病院なら生理食塩液を使います. d と即答しましょう.

　他の選択肢もみてみます. a は後ほど学ぶドライアイに有用です. 今は, 涙液を補っている場合ではありません. b は細菌感染に有効ですね. 今後, 二次性感染を心配する必要はありますが, 今やるべきことはとにかく洗浄です. c は, 眼領域では, 霰粒腫, アレルギー性結膜炎, ぶどう膜炎, 交感性眼炎, 視神経炎など自己免疫が関与するものに使います. e はいいですね. $HCl + NaOH \rightarrow NaCl + H_2O$ になって中和を狙います……なんて不可能でしょう (笑). そもそも塩酸がどれくらい入ったかなんて正確な量はわかりませんし, たとえ量がわかっても, その分布は不均一なので, うまく中和させるなど不可能です. というか, そもそも $HCl + NaOH \rightarrow NaCl + H_2O$ ではありますが, $HCl + NaOH = NaCl + H_2O + Q$〔J〕が正確です. つまり, 中和熱も発生するわけです. どちらにせよ, やばすぎるでしょう……と, 真面目に考察してみましたが, 理科室で実験しているわけではないので, 常識で考えて禁忌です.

101G12

48歳の男性．昨日，作業中に左眼に鉄片異物が飛入し，次第に視力が低下したため来院した．視力は右 1.2（矯正不能），左手動弁（矯正不能）．左眼の前（眼）房は浅く，限局性角膜混濁と白内障とを認める．眼底は透見不能である．

異物の確認に最も有用な検査はどれか．

a 隅角鏡検査

b 暗順応検査

c 網膜電図〈ERG〉

d 頭部単純 CT

e 頭部単純 MRI

思考のプロセス

　眼の中に異物が入ったことは，病歴から明らかですね．手動弁とかなりひどい視力障害をきたしています．角膜混濁や白内障をきたしていることからも，かなり重症度が高いとわかります．異物除去を行いたいですが，まずはそれがどこにあるかを正確に把握する必要があります．ということで，d が正解．

　他の選択肢もみておきます．a と b は初見かもしれませんが，a は緑内障を調べる検査，b は夜盲の有無を調べる検査です．c は眼底所見がとれないならば……と深読みすると，つい選びたくなりますが，異物には全く使えません．仮に糖尿病や網膜色素変性症などの器質的疾患が判明したところで，現状のアセスメントが変わることはないでしょう．e は禁忌ですね．

　ちなみにですが，医学的な「失明」とは光覚弁すらもないことを意味しますが，「社会的失明」としては，手動弁もしくは光覚弁も該当し，さまざまな保障が受けられることとなっています．参考までに．

107B20

交感性眼炎の原因となるのはどれか.

a 角膜異物

b 涙小管断裂

c 穿孔性眼外傷

d 眼窩吹き抜け骨折

e コンタクトレンズ眼症

交感性眼炎は，眼の外傷後に健側のぶどう膜炎を起こす自己免疫性疾患だということを知っていれば簡単です．なので，c が正解．他の選択肢はみるまでもありません.

103E42

51歳の男性. 目の異物感, まぶしさ及び流涙を主訴に来院した. 日中は工場でアーク溶接作業を監督していた. 遮光眼鏡は着用していなかった. 両眼球結膜に充血を認める.

最も考えられるのはどれか.

a 翼状片
b 眼精疲労
c 電気性眼炎
d 角膜鉄片異物
e アレルギー性結膜炎

思考のプロセス

「溶接作業」というキーワードから, 電気性眼炎を考えます. 遮光眼鏡を着用しておらず, 結膜炎をきたしていることから, 合致しますね. よって, cが正解. 他の選択肢はみるまでもありません.

ちなみに, 「まぶしさ」が主訴の1つになっていますが, 過剰にまぶしいと感じることを**羞明**といいます. これは疾患特異性に乏しいものであり, 疾患想起のメルクマールとはなりません.

13 屈折異常・調節異常

身近なものほど意外と難しい

　今までに学んできた器質的異常と異なり，**適切な眼鏡をかければ視力を取り戻せる**というのがポイントです．眼を細めるなどして無理矢理焦点を合わせることも可能ですが，毛様体を酷使し続けるために，眼精疲労の原因となります．このため，「**夕方になると頭痛や肩こりがする**」という訴えで，救急外来を受診してくることもあります．

◆ 老視は屈折異常ではない

　老視は，加齢によって**水晶体が硬くなる**ことにより，近くのものに対してピントが合わせられなくなる**調節力が低下**した状態です．調節異常であり，近視などの屈折異常とは根本的に異なることを知っておきましょう．

　患者さんは「**遠くははっきり見えるけれど，近く**（**特に小さいもの**）**が見えづらい**」と訴えます．これはなぜかというと，近い or 小さいものほど調節力が必要になるためです．皆さんも本書をできる限り眼に近づけてみてください．しっかり見えるようになる（調節する）まで，少し時間がかかりますし，段々きつくなってくると思います．

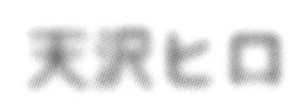

　治療は，この調節力不足を補うようにすればよさそうですね．そのため，**近用眼鏡**（**凸レンズ**）を用います．いわゆる**老眼鏡**です．

◆ 近視は君の隣にもいる

　医学生の罹患率はかなり高いでしょう（笑）．眼軸長が前後に長くなる or 屈折力が強くなることにより，焦点が**前方**にずれてしまった状態であり，**「遠くが見えづらい」**と訴えます（**図 13-1, 2**）．後ろの席に座ったら黒板見えねぇよ〜という感じです．眼軸長を変えることは難しいため，屈折力を弱める方向に補正する**凹レンズ**を使用します．

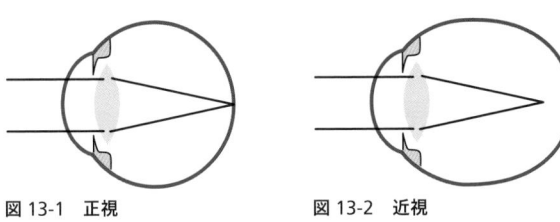

図 13-1　正視　　　　　　　　　　　　　図 13-2　近視

◆ 遠視はそもそも珍しい

　眼軸長が前後に短くなる or 屈折力が弱くなることで，焦点が**後方**にずれてしまった状態です（**図 13-4**）．ここで単純に，近視の逆！とはいきません．人間は水晶体を厚くすることで屈折力を強める方向へもっていくことは可能なので，遠視ではある程度まではピントを合わせることが可能です．しかし，常に調節することになるので，眼精疲労を特に生じやすいのが問題となります．また，うまくピントが合わせられなければ，**「近くも遠くも見えづらい」**と訴えます．眼軸長を変えることは難しいため，屈折力を強める方向に補正する**凸レンズ**を使用します．「えんとつ（遠凸）」で覚えましょう！

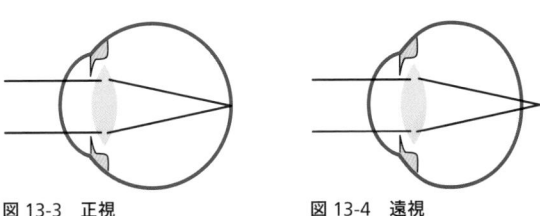

図 13-3　正視　　　　　　　　　　　　　図 13-4　遠視

遠視は**小児**に好発します．逆にいうと，大人の遠視をみたら，原因が何か隠れていないか？と考えましょう．具体的には以下の2つです．

> **重要** **遠視化を起こす疾患まとめ**
>
> ① 漿液性網膜剝離
> ② 水晶体脱臼（後方）

◆ 乱視では世界がどう見えるのか？

乱視は，**角膜が歪む**ことで生じ，光を1点に集められなくなった結果，視界がぼやけてしまう状態です（**図13-5**）．具体的には，「**近くも遠くも見えづらい**」「**物がダブって見える**」と訴えます．

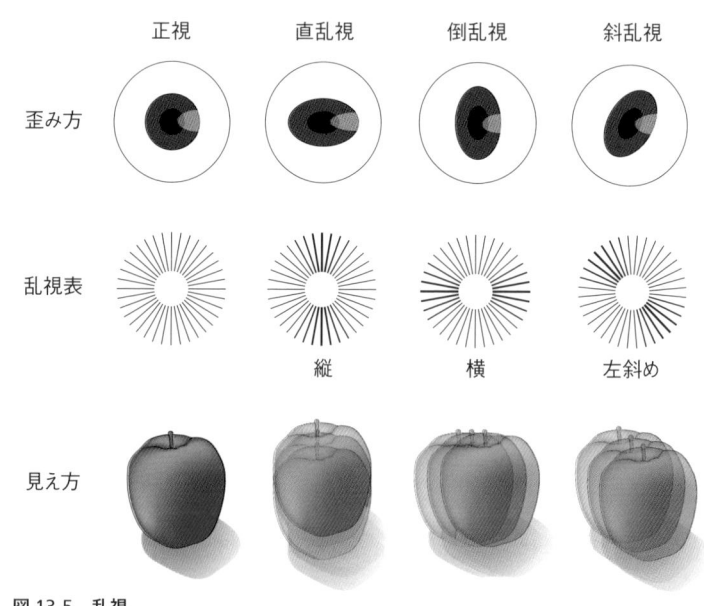

図13-5 乱視

また，暗いところで見えにくいため，「**夕方の運転が怖い**」という訴えで来院することもあります．なぜ暗いところで見えにくいかというと，瞳孔が拡がるために，より光がバラけやすくなってしまうからです．理屈と合わせて覚えると，忘れにくいですね！

重要	夕方に悪化するものまとめ	

> ① 夜盲
> ② 乱視
> ③ 眼精疲労

　誰でも多少の乱視はあるといわれています．そのためすべてが治療対象ではありませんが，日常生活に支障が出ていれば**円柱レンズ**で補正をします．

◆ 視力の検査データの読み方

　視力の検査データの読み方は，一例を丸々暗記してしまうのが，最も手っ取り早いと思います．次の例をみてみましょう．

$$Vd=0.1 \,(1.2 \times -2.00D)$$

　これは「**右眼の裸眼視力は 0.1 で，−2.00D の近視眼鏡をかけると矯正視力が 1.2 ある**」という意味になります．以下，1 つずつ意味づけしていきます．

V　・・・**眼**のこと
d　・・・**右**のこと（※ R と表記することもある）
　　　　「右手の OK マーク」で覚えよう！
　　　　左は「s」になります
0.1・・・**裸眼**の視力
1.2・・・**矯正後**の視力

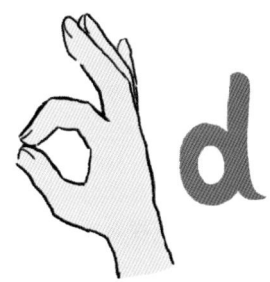

簡単ですね (^^)！

最後の「D（ジオプトリー）」だけ，補足しておきます.

◆ 「D」の意味を知る

　残念ながらワ○ピースの「D」の意志じゃありません（笑）.「D」は第1章の角膜や水晶体でも出てきましたが，**屈折力**を表す単位となっています. 数値が大きいほど屈折力が大きいことを意味します. まずは，屈折力をどれだけ変えられるかという**調節力**を説明していきます.

$$調節力（D）＝\frac{1}{近点（m）}－\frac{1}{遠点（m）}$$

　調節力を求めるためには上記の式を使います. 近点は調節ありでピントの合う最も近い距離，遠点は調節なしでピントの合う最も遠い距離です（**図13-6**）. 例えば，近点が 20 cm（0.2 m），遠点が 50 cm（0.5 m）であれば，調節力＝1/0.2－1/0.5＝3D となるわけです. 老視で調節力が低下するということは，近点と遠点との距離が小さくなるということであり，「調節幅が狭くなる」とも表現されます.

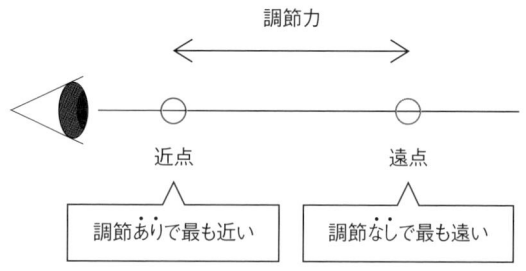

図 13-6　調節力

　続いて，屈折異常の話をします. レンズでの矯正を全く行っていない状態を**正視**（**0D**）といいます. ここから，屈折力を強める方向（＋）に矯正することが必要な状態が**遠視**，屈折力を弱める方向（－）に矯正することが必要な状態が**近視**です.

コンタクトレンズをもっている人は，ご自身のレンズに記載されている数値をみつけてみてください．近視の人なら，「−X.00D」と書いてあるでしょう．その「−」は屈折力を弱めていることを示し，数値はどれくらい屈折力を補正しているか（いわゆる度数）を表しているわけです．

これがなぜ大切なのか．誰しも受けたことのある「C（Landolt 環）」の検査では，視力の測定はできるものの，屈折力の評価はできません（**図 13-7**）．なぜ屈折力の測定が必要かというと，例えば，視力検査で同じ 0.1 と判定されても，−2.00D の矯正が必要な人もいれば，−4.00D，−7.00D の矯正が必要な人もいるからです．

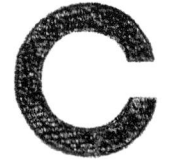

図 13-7　ランドルト環

つまり，矯正すべき屈折力（D）を知ることは**眼鏡 / コンタクトレンズの度数を正確に作る**ために必要な数値なのです．当然，「D」の数が 0 から遠のくほど，矯正力が必要である（＝眼が悪い）といえます．近視では，−3.00D までを軽度近視，−3.00〜−6.00D を中等度近視，−6.00D 超を強度近視といいます．

〜レーシック（LASIK）治療〜

「レーシックって，実際どーなの？」と気になる人も多いでしょう．よい噂も聞きますし，悪い噂も聞きます．そもそもレーシックとは，角膜実質を削ることによって，屈折力を弱める治療です．もちろん，一度行えば復元はできませんし，感染症などのリスクもあります．

　一般的に，強度近視＆高齢者はリスクが高いとされています．しかし，手術適応は明確でないのが現状です．だからこそ，クリニックAではやらないことを勧められるけれど，クリニックBではぜひやりましょう！という，食い違いが生じているわけです．

　つまり，グレーゾーンがまだまだ多い領域なのです．もし，レーシックを本気で考えているのならば，その道の専門家の意見を聞きつつ，後悔のない選択を自分でするしかありません．理論的にはよさそうですが，長期的な成績はどうかなど，まだまだ不透明なところもあります．ちなみにですが，レーシックよりも小切開で済むSMILEや水晶体を残しつつ眼内レンズを挿入するICL（フェイキックIOL）などもあります．

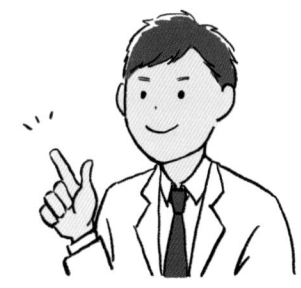

屈折異常・調節異常

老視

病態生理	加齢に伴う水晶体硬化による調節力低下
症状	近くが見えにくい
合併症	眼精疲労（頭痛，肩こりなど）
治療	近用眼鏡（凸レンズ）

近視

病態生理	焦点が前方にずれる 屈折力が強すぎる
症状	遠くが見えにくい
合併症	眼精疲労（頭痛，肩こりなど） 裂孔原性網膜剝離
治療	凹レンズ
備考	遺伝因子よりも環境因子の影響が大きい

遠視

好発	小児
病態生理	焦点が**後方**にずれる 屈折力が弱すぎる
症状	**近く**&**遠く**が見えにくい
合併症	眼精疲労（頭痛，肩こりなど） **調節性内斜視，弱視**
治療	**凸**レンズ
備考	成人に生じたら原因を考える

乱視

病態生理	**角膜の歪み**による光の拡散
症状	**近く**&**遠く**が見えにくい 物がダブって見える 暗いところで見えにくい
合併症	眼精疲労（頭痛，肩こりなど）
治療	**円柱**レンズ
備考	不正乱視ではハードコンタクトが有効

解 い て み た
屈折異常・調節異常

屈折異常はどれか. **3つ選べ.**

a　弱視

b　遠視

c　老視

d　近視

e　乱視

思考のプロセス

　屈折異常といえば, 近視, 遠視, 乱視でしたね. よって, b, d, e が正解. ちなみに, a は発達障害, c は調節異常になります.

次の選択肢において，**誤っているもの**はどれか．

a　屈折異常は頭痛の原因となる．

b　老視では細かい文字が読みづらくなる

c　近視では近くのものは見える

d　遠視では遠くのものは見える

e　乱視の矯正レンズは円柱レンズを用いる

思考のプロセス

　1つずつみていきましょう．aはよいですね．屈折異常があると，ピント
を合わせようと毛様体を酷使することになり，眼精疲労を合併しやすいので
した．bもよいですね．老視では，調節力が低下するため，細かい文字が読
みづらくなります．cも正しい．近視では近くのものは見えます．dが間違い．
遠視は近くも遠くも見えにくくなるのです．eはよいですね．近視には凹レ
ンズ，遠視には凸レンズ，乱視には円柱レンズが有効です．よって，dが正解．

107147

20 歳の男性．右眼の視力不良を主訴に来院した．前眼部，中間透光体および眼底に異常を認めない．眼圧は正常である．右眼の視力検査の結果を示す．右眼の屈折はどれか．

a 0.25D の遠視
b 正視
c 0.50D の近視
d 1.00D の近視
e 1.25D の近視

矯正レンズ	視力
＋0.25D	0.4
（なし）	0.5
−0.25D	0.7
−0.50D	1.0
−0.75D	1.0
−1.00D	1.0
−1.25D	1.0

思考のプロセス

細隙灯顕微鏡検査や眼底検査で異常はないとのこと．つまり，器質的疾患は除外してよいということになります．検査結果をみると，裸眼の視力は 0.5 ですが，−0.50D の矯正レンズで最もよい視力が得られています．よって c が正解．

ちなみに，＋0.25D の矯正レンズで視力が落ちているのは，屈折力を強めてしまい，より焦点を前方にずれさせてしまったためです．また，−0.75〜−1.25D の矯正レンズじゃだめなの？と思うかもしれません．たしかに，屈折力を弱めれば弱めるほど，遠くが見られるようになります．しかしその分，近くを見るときに必要な調節力も比例してしまいます．我々は近くのものを見ることの方が圧倒的に多いため，眼精疲労のリスクを上げてしまうことになります．まあ，このあたりは難しく考えず，皆さんの日常生活に落とし込んで考えた方がわかりやすいでしょう．皆さんも眼鏡やコンタクトレンズを作るときには，必要最低限の度数にしていますよね．

逆に，遠視では調節力が最も少なくて済むよう，最良の視力が得られるレンズの中で最も度数の強いレンズを選びます．とりあえず，最良の視力が得られる中で，近視は最も度数の弱いレンズ，遠視は最も度数の強いレンズを選ぶとインプットしておくとよいでしょう．

102G20 改編　難問

自覚的屈折検査において，矯正レンズを用いずに視力検査表の 1.0 の指標が
判読できた．眼前に＋1.0D のレンズを置いたところ同様に判読できたが，
＋1.5D のレンズを置くと像は不鮮明になった．再度＋1.0D のレンズを眼前
に置いて，さらに−0.5D 円柱レンズを付加して水平，垂直および斜めの軸
で検査したが，見え方はよくならなかった．

この眼の屈折はどれか．

a　正視

b　近視

c　遠視

d　乱視

e　老視

思考のプロセス

　矯正レンズを用いずに 1.0 を判読できているため，一見よさそうです．し
かし，＋1.0D でも同様に 1.0 が判読できていますね．屈折を強めれば，通
常は見えにくくなるはずです（前問もそうでしたよね）．つまり，遠視があ
るということを意味します．よって c が正解.

　他の選択肢もみてみましょう．上記の理由から a の正視は否定されます.
b も矯正なしで 1.0 が見えていますし，やはり＋1.0D の矯正レンズで見え
にくくなっていないことから否定されます．d は円柱レンズで見え方がよく
なっていないことから，考えにくい．e はそもそも屈折異常ではないですね.

97H10

遠点が無限遠で，近点が 50 cm であった．調節力はどれか．

a 2D

b 4D

c 6D

d 8D

e 10D

$D = \dfrac{1}{\text{近点 (m)}} - \dfrac{1}{\text{遠点 (m)}}$ に当てはめればよいだけです．$\dfrac{1}{0.5} - \dfrac{1}{\infty} = 2D$

ですね．よって a が正解．

112A10

遠点が 50 cm, 近点が 25 cm の成人の眼の調節力はどれか.

a 1.0D

b 2.0D

c 4.0D

d 6.0D

e 8.0D

思考のプロセス

前問同様, $D = \dfrac{1}{近点\,(m)} - \dfrac{1}{遠点\,(m)}$ に当てはめればよいだけです.

$\dfrac{1}{0.25} - \dfrac{1}{0.50} = 2D$ です. よって, b が正解.

ちなみにですが, 調節力（調節幅ともいう）が 2.5D 以下だと老視と診断されます. 参考までに.

14

3つの疾患をおさえる
小児眼疾患

国試の傾向と対策

　国試における小児の眼疾患は**乳幼児に好発する**ものが扱われます．なぜなら，眼の発達途上中であるため，**早期治療によって，予後を変えることができる**ためです．

◆ 弱視を救え！

　弱視は，**視力の発達障害**といわれます．先天性な要因ではなく，**網膜～視覚路へのインプット不足**が原因となります．

　一般的な経過として，赤ちゃんではほとんど視力がなく，3歳になってやっと1.0，小学生くらいで視力が確立するといわれています．この発達途中で，インプットを遮る状態が続くと，弱視を起こします．弱視ではレンズでの矯正も効かないため，視力が定まってしまうと回復が望めなくなります．

　皆さんにしっかりと伝えたいのは，乳幼児に**眼帯は禁忌**ということ．海賊ごっこはもちろん，眼の病気でも決して着用してはいけません．たった1日だけでも，弱視に至ってしまう可能性があるといわれています．

　治療はとにかく**原因の除去**です．眼帯着用以外にも，遠視や斜視などがあればその治療を行い，弱視になることを防ぎます．

◆ 斜視は弱視の原因となる

　斜視とは，両眼でものをみるときに**眼位のずれ**を生じてしまう状態です．意図せずとも病側を使わなくなってしまうため，弱視の原因となります．国試では，**遠視**が原因となる**調節性内斜視**を学んでおくとよいです．

　通常，近くのものをみるときには，両方の眼の交点を合わせるために眼を内側に寄せようとします．これを**輻輳**といいます．しかし，遠視では調節がいつも必要な状態であり，輻輳が常に起こり，眼位が内側にずれていきます．これが調節性内斜視の本態です．

　では，なぜこれが国試に出るのか？　……それは，頻度が高い（90%以上）という理由もあるのですが，**適切な眼鏡（凸レンズ）**をかければ速やかに治るからです（**図14-1, 2**）．これほど簡便かつ有効な治療はなかなかありません．もしも，治療が遅れてしまって斜視が残っている場合は，外眼筋の張力を矯正する手術を行うこともあります．

　ちなみに，似ている名前に"斜位"がありますが，これは眼位のずれのみです．両眼視は保たれるため，弱視の原因とはなりません．

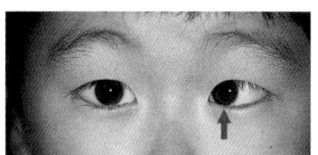

図 14-1　左眼の内斜視（95D8）

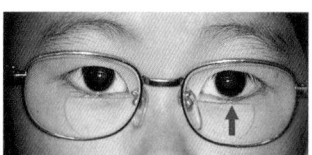

図 14-2　眼鏡で治る調節性内斜視（95D8）

重要 ## 遠視の合併症まとめ

① 眼精疲労
② 弱視
③ 調節性内斜視

◆ 網膜芽細胞腫は眼の悪性腫瘍！

Rb 遺伝子（癌抑制遺伝子）の異常により，**未熟な網膜**から発生する悪性腫瘍です．国試的には，**白色瞳孔**がキーワードです（**図 14-3**）．光を当てると，猫の眼みたいにキラリと光るのですが，これは腫瘍内部に**石灰化**が生じているため，このように見えるのです．

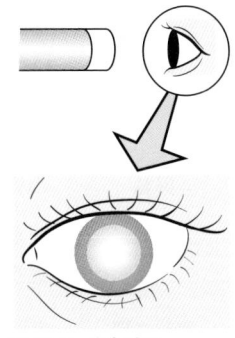

図 14-3　白色瞳孔

Amasawa's Advice

白色瞳孔 → 網膜芽細胞腫をまず考えよう！

眼は中枢神経系に近いこともあり，中枢神経系に転移しやすいことが知られています．病変が小さければ**眼球温存療法**（**局所的治療**）が試みられ，病変が大きければ**眼球摘出術**を行います．

小児眼疾患

弱視

好発	小児（特に乳幼児）
原因	眼帯の着用 遠視，斜視，不同視，先天性白内障
病態生理	網膜〜視覚路へのインプット不足による**視力の発達障害**
治療	原因の除去
備考	近視はよほどひどくない限り，原因とならない

調節性内斜視

好発	小児（特に乳幼児）
原因	遠視
症状	両眼視のできない眼位のずれ
合併症	弱視
治療	眼鏡（凸レンズ） 手術

網膜芽細胞腫

好発	小児（特に乳幼児）
原因	Rb 遺伝子の異常
キーワード	白色瞳孔（※石灰化による）
治療	手術（眼球温存療法，眼球摘出術）
備考	**中枢神経系**に転移しやすい 白色瞳孔は先天性白内障や未熟児網膜症（←高濃度 O_2）でもみられる 常染色体優性遺伝（AD）の遺伝形式をとるものは両側性が多い

解いてみた

小児眼疾患

101F13

弱視を**きたしにくい**のはどれか．

a　近視

b　遠視

c　不同視

d　斜視

e　先天白内障

思考のプロセス

　弱視は，視力の発達障害であり，網膜〜視覚路へのインプットが行えない状況で生じるのでした．a の近視は，よほどひどくない限りは弱視の原因とはなりえません．遠くは見づらくなりますが，近くのものは見えていますからね．よって a が正解．近視が弱視の原因となりにくいということは，丸暗記しておいてもよいくらいです．

　反対に，弱視の原因となるものとして，b〜e をおさえておきましょう．特に b の遠視と d の斜視は必須です．不同視は初見だと思いますが，いわゆる「ガチャ目」のことです．左右差が 2D 以上あるものをいい，視力の悪い方を使わなくなることで弱視の原因となります．

　弱視では原因の治療が最も重要ですが，健側をあえて遮断することで病側の眼を積極的に使わせる方法もあります（健側遮断）．ただし，長期間遮閉すると健側の視力も低下してしまう可能性があるため，専門医の判断で慎重に行われるべきものです．

105I51

6歳の男児．就学児健康診断で両眼の視力不良を指摘されたため来院した．遮閉を含め既往に特記すべきことはない．視力は右 0.5（0.6×＋5.00D），左 0.4（0.6×＋5.00D）．調整麻痺薬点眼後の屈折検査は右＋5.00D，左＋5.00D．眼位は正位．固視の異常を認めない．細隙灯顕微鏡検査と眼底検査とに異常を認めない．

診断はどれか．

a　不正乱視
b　遠視性乱視
c　屈折異常弱視
d　調節性内斜視
e　間欠性外斜視

思考のプロセス

　小児の両眼の視力不良ということです．細隙灯顕微鏡検査や眼底検査で異常はありません．データをみると，両眼ともに強い遠視のあることがわかりますね．矯正しても 0.6 しか得られていないことから，すでに弱視になっていると推察されます．

　選択肢をみると一見見慣れない単語が並んでいますが，ビビる必要はありません．ただし，遠視による弱視→調節性内斜視に飛びつくと間違えるようにできています．問題文をよく見てください．「眼位は正常」とありますよね．遠視（屈折異常）で生じた弱視なのですから，素直に c を選べばよいです．

　その他の選択肢もみてみましょう．乱視は出ていないため，a と b は違いますね．d は先ほどの理由から否定されます．e は"間欠性"，つまり，一過性に斜視となるものです．一過性なので，診察時はたまたま眼位が正常だったんじゃないか？などと裏を読み出すと深みにハマっていきます……．ですが，一過性であれば，インプット不足（弱視）にはそもそもなりにくいでしょう．

　ちなみにですが，不正乱視とは角膜の歪みが不規則なもので，外傷や円錐角膜が代表的です．通常の乱視（正乱視）は角膜の歪みはあるものの屈折力

14

小児眼疾患

は一定であるため，眼鏡やソフトコンタクトレンズで矯正することが可能です．一方，不正乱視では，ハードコンタクトレンズでの矯正が必要です．マニアックですが，参考までに．

112A29

3歳の女児．3歳児健康診査で眼位異常を指摘されて来院した．視力は右0.1（0.4×＋1.0D），左1.0（矯正不能）．調節麻痺薬点眼による屈折検査では右＋4.5D，左＋3.0Dであった．神経学的所見に異常を認めない．眼位の写真を別に示す．

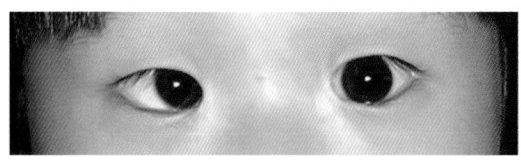

まず行うべき対応はどれか．

a　経過観察
b　眼鏡矯正
c　斜視手術
d　健眼遮蔽
e　アトロピン点眼

思考のプロセス

　眼位異常とあります．右眼には内斜視があるのがわかりますね．遠視が背景にありますから，調節性内斜視であることがわかります．また，視力は矯正しても0.4しか出ていないため，すでに弱視を生じているのがわかります．よって，bが正解．

　他の選択肢もみてみましょう．aはだめでしょう．弱視がどんどん進行してしまいます．何のために3歳児健康診断で引っかけたのかわからなくなってしまいます．cは眼鏡で改善が得られなかった場合の次の手として検討されますが，まず行うべき対応ではありません．dは不同視が原因であればよいですが，2D以上の左右差はないですし，そもそも遠視が原因とわかっています．eで散瞳させても意味がありません．ちなみにですが，アトロピン点眼薬は検査ではしょっちゅう使われますが，治療薬として使われるのは稀です．

108D2 改編

網膜芽細胞腫について正しいのはどれか.

a　男児に多い.

b　良性腫瘍である.

c　学童期にみられる.

d　石灰化がみられる.

e　角膜移植が有効である.

思考のプロセス

　1つずつみていきましょう. a はよくわかりませんね. 実際に性差はありませんが, 切るのは難しかったと思います. b は違いますね. 網膜から発生する悪性腫瘍です. c も間違い. 学童期ではなく乳幼児に好発します. d が正解. 石灰化によって白色瞳孔としてみられるのが特徴でした. e は不可逆的となった角膜疾患に検討されます. 網膜芽細胞腫では, 手術が唯一の根治治療です.

164

15 その他

余裕があればおさえたいところ

◆ 乾性角結膜炎は眼精疲労の原因になる

乾性角結膜炎とは，いわゆる**ドライアイ**のことです．瞬目（まばたき）の減少，コンタクトレンズの長期装着，Sjögren 症候群，兎眼，抗コリン薬（涙液量減少）など多数の原因があります．乾いた眼の表面（結膜や角膜）に微細な傷がつき，眼のゴロゴロといった**異物感・痛み**を生じます．また，**眼精疲労**を合併するため，頭痛，肩こり，めまいなどで来院することもあります．

重要 **眼精疲労の原因まとめ**

① 屈折異常
② 調節異常
③ ドライアイ

ドライアイによってできた表面の微細な傷は，通常は見えません．しかし，**フルオレセイン染色**という特殊な染色法を使うことで，点状だったり，糸状だったりといった，微細な傷を浮き彫りにすることができます（図 15-1）.

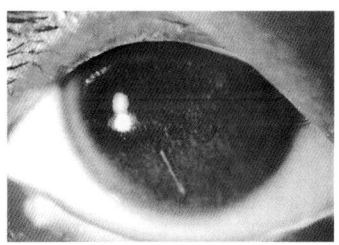

図 15-1　フルオレセイン染色（98D8）

ちなみに，このフルオレセイン染色はすでに登場しています．角膜ヘルペスの問題（→ P.32）をみてみましょう．角膜ヘルペスでは傷が大きいため通常の状態でもわかりますが，フルオレセイン染色を使うと一目瞭然になっていますね．

ドライアイの治療は，**原因除去**はもちろんですが，「足りないものは補え！」のごとく，**人工涙液やヒアルロン酸の点眼**を使用します．

◆ 視神経炎は角膜障害に類似する

　若年女性に好発する疾患で，**眼痛**（特に眼球運動時に増悪）や**急激な視力障害**を生じます．眼痛＋視力障害といえば角膜障害をまず考えますが，角膜に異常がなければこの視神経炎も鑑別に加えておきましょう．

　原因としては，特発性，視神経脊髄炎，抗結核薬であるエタンブトール塩酸塩（EB）の副作用あたりが有名です．治療は，**原因の除去**と**ステロイド**です．

　眼底写真では**乳頭浮腫**がみられます（**図15-2**）．これまでみてきた眼底写真に比べ，視神経乳頭が大きいのがわかるでしょう．後ろから視神経乳頭が押されるとこのようにみえます．そのため，乳頭浮腫をみたら，片側性であれば視神経炎，両側性であれば頭蓋内圧亢進を考えればOK．いずれにせよ，眼球よりも中枢側の異常を考えるのがポイントです．

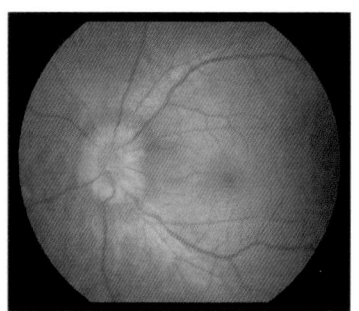

図 15-2　乳頭浮腫（106D11）

　ちなみにですが，この乳頭浮腫によって**Mariotte 盲点の拡大**を生じます．別名，**ラケット状暗点**ともいわれ，特徴的な視野障害の1つです．

◆ 翼状片は形態が特徴的である

日光などの外的刺激により，結膜組織が
増殖し，角膜に侵入する疾患です．**中高年**
に好発します．**三角形**のような形が最大の
特徴であり，通常は鼻側から増殖します
（**図 15-3**）．

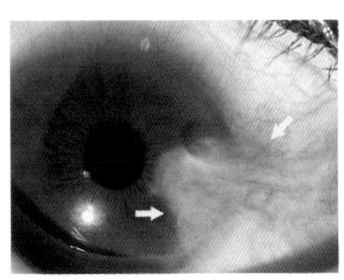

図 15-3　翼状片（103I29）

無症状であれば**経過観察**でもいいですが，
これが黒目（瞳孔）にかかると視力障害を
起こします．その場合は，手術を検討しま
す．ただし，**再発しやすい**のが問題です．

◆ 水晶体偏位（脱臼）を起こす疾患をおさえる

水晶体偏位（脱臼）は，支えとなっている Zinn 小帯の脆弱化により，本
来の位置から水晶体がずれてしまった状態です（**図 15-4**）．国試では，
Marfan 症候群に合併することで有名です．これはメジャー科で学んだこ
とと思いますが，クモ状指，気胸，大動脈瘤，大動脈弁閉鎖不全（AR）など
を合併する遺伝性疾患ですね．

視力が保たれていれば経過観察でもよいですが，症状があれば**眼内レンズ**
の適応となります．水晶体偏位は他に，Ehlers-Danlos 症候群やホモシス
チン尿症でも起こることが知られています．

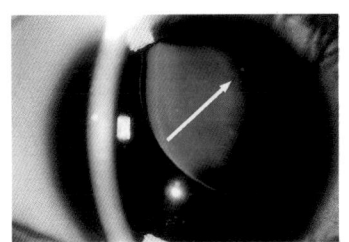

図 15-4　水晶体偏位（99H27）

水晶体偏位 → Marfan 症候群をまず考えよう！

◆ 円錐角膜は角膜移植の適応となる

　本書，最後の疾患です．円錐角膜は**角膜実質**（**特に中央部**）が**菲薄化**し，角膜が円錐状に突出する原因不明の疾患です．アトピー性皮膚炎に合併しやすい（眼をこするため）といわれており，角膜の歪みによって視力障害や不正乱視を起こします．本疾患は，**角膜移植**の適応となることをおさえておきましょう．

 不可逆的な角膜障害 → 角膜移植の適応となる！

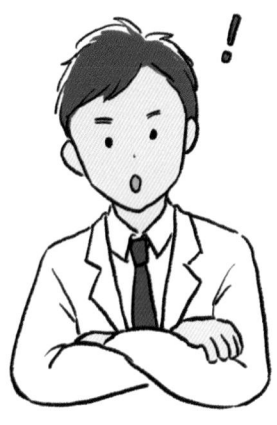

その他

乾性角結膜炎（ドライアイ）

原因	瞬目（まばたき）の減少，コンタクトレンズの長期装着 Sjögren 症候群，兎眼，抗コリン薬
症状	異物感，眼痛
合併症	眼精疲労（頭痛，肩こりなど）
検査	フルオレセイン染色で点状・糸状の染まり
治療	原因除去 人工涙液・ヒアルロン酸の点眼
備考	兎眼は顔面神経麻痺で生じる

視神経炎

好発	若年女性
原因	特発性，自己免疫性疾患（視神経脊髄炎など） 感染症，薬剤性（エタンブトール塩酸塩など）
症状	視力障害，眼痛 Mariotte 盲点の拡大（ラケット状暗点）
眼底所見	乳頭浮腫（主に片側性）
治療	原因除去 ステロイド，ビタミン剤
備考	眼痛は眼球運動時に増悪する

15
その他

翼状片

好発	中高年
リスク	日光
病態生理	結膜組織が鼻側から増殖する
症状	ときに視力障害を起こす
治療	経過観察 手術
備考	再発しやすい

水晶体偏位

原因	Marfan 症候群，Ehlers-Danlos 症候群，ホモシスチン尿症
治療	経過観察 眼内レンズ

円錐角膜

リスク	アトピー性皮膚炎
病態生理	角膜実質が菲薄化する
症状	視力障害，不正乱視
治療	角膜移植

解 い て み た
その他

111B43

49歳の女性．頭重感と眼痛とを主訴に来院した．仕事で長時間パソコンを使用すると，症状が増悪する．視力は右1.0（1.2×−0.5D），左0.8（1.2×−1.0D）．眼圧は右15 mmHg，左16 mmHg．瞳孔は正円同大で，対光反応は正常．Schirmer試験は右5 mm，左4 mm（基準10〜15）．フルオレセイン染色後の細隙灯顕微鏡写真を別に示す．

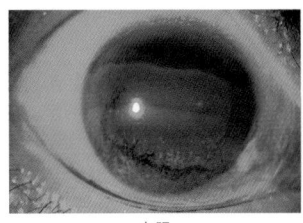 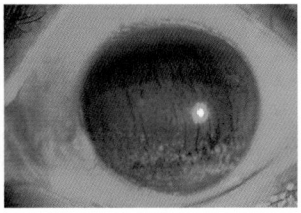

右眼　　　　　　　　　　　　　　　　　　左眼

治療として適切な点眼薬はどれか．

a　抗菌薬
b　縮瞳薬
c　β遮断薬
d　人工涙液
e　副腎皮質ステロイド

-------------------------------- 思考のプロセス --------------------------------

　頭重感や眼痛が主訴で，長時間パソコンを使用すると症状が増悪するということです．このエピソードからは，眼の使いすぎによる眼精疲労が最も考えられます．軽度の近視はあるので，それが眼精疲労の原因の可能性もありますが，眼精疲労ではドライアイを除外することがポイントです．

　Schirmer試験で両眼ともに基準値以下であり，ドライアイのようです．フルオレセイン染色の画像では，点状・糸状の染まりがみられ，微細な傷があるのもわかります．よってdが正解．他の選択肢はみるまでもありません．

15

その他

視神経炎で正しいのはどれか.

a　中年に好発する.

b　リファンピシンが原因になる.

c　就寝時に悪化する.

d　視野障害は Mariotte 盲点の拡大を起こす.

e　眼底所見は両側性の乳頭浮腫が典型的である.

思考のプロセス

　１つずつみていきましょう. a は違います. 若年女性に好発します. b も違いますね. リファンピシン（RFP）は抗結核薬の１つですが, 視神経炎を起こしやすいのはエタンブトール（EB）です. ちなみにですが, RFP の副作用は, 頭文字をとって, River※（肝障害）, Flu（インフルエンザ様症状）, Plt（血小板減少）で覚えておくことをオススメします. c は初見だったかもしれませんが, 眼球運動時に増悪することが知られています. 就寝時は眼を動かさないのでむしろ軽快します. d が正解. 視神経炎では乳頭浮腫を生じるので, Mariotte 盲点の拡大（ラケット状暗点）をきたすのが特徴的です. e は違いますね. 典型的には片側性であり, 両側性ならば頭蓋内圧亢進をより考えます.

※肝臓は本来「Liver」です.

翼状片で正しいのはどれか. **2つ選べ.**

a 日光がリスクになる.

b 幼児期に好発する.

c 悪性化する.

d 耳側から発生しやすい.

e 手術が治療となる.

思考のプロセス

1つずつみていきましょう. a はよいですね. 正確な原因は不明ですが, 日光などの外的刺激がリスクといわれています. b は違います. 中高年に好発する疾患でした. c も違いますね. 国試で眼の悪性腫瘍といえば, 網膜芽細胞腫をおさえておけば OK. ちなみにですが, 中高年に生じる眼の悪性腫瘍としては転移性腫瘍が多いです. d も間違い. 鼻側から発生するのが通常です. e は正しい. 症状がある場合は手術も検討します. よって a, e が正解.

15

その他

次の中で，**誤っているもの**はどれか．

a　ドライアイは頭痛が主訴になることがある．

b　Marfan 症候群は遠視の原因になる．

c　円錐角膜には角膜移植が有効である．

d　網膜剥離は円錐角膜の原因になる．

e　「まとめてみた 眼科　第 2 版」は面白かった．

思考のプロセス

　1 つずつみていきましょう．a はいいですね．眼精疲労の原因として，ドライアイは外せません．b はちょっと難しかったかもしれませんが，Marfan 症候群では水晶体偏位を起こします．水晶体が偏位すると，焦点もずれてしまうので，ずれる方向によっては遠視の原因となります．c はいいですね．不可逆的なため，角膜移植が有効です．d が違いますね．円錐角膜はアトピー性皮膚炎に合併しやすいことが知られています．アトピー性皮膚炎では網膜剥離にはなりやすいですが，網膜剥離と円錐角膜との直接的な関係はありません．え？……まさかとは思いますが，e を選んだ人はいないでしょうね？禁忌ですよ？

……失礼しました．ここまでで，疾患については終了です．お疲れ様でした．これまで眼科疾患をズラーッと縦に学んできました．ここから先は，それらを横からみてみたいと思います．この，縦と横の両方の視点をもったとき，眼科の大局を真に理解できることと思います．ワクワクしますね！

解剖と照らし合わせて導けるように

症候学

□視力障害

　眼科で最も頻出する訴えです．視力に関係する**角膜→水晶体→硝子体→黄斑**（**特に中心窩**）**→視神経**のいずれかに異常が生じていると考えます．角膜なら，細菌性角膜潰瘍や異物などの角膜障害，水晶体なら白内障，硝子体なら硝子体出血，黄斑なら加齢黄斑変性などの黄斑疾患，視神経なら視神経炎，という具合ですね．

　疾患特異性という点では乏しいですが，**眼科疾患である**という感度は高いです．つまり，視力障害ときたら眼科疾患を想起する始まり，と捉えてくれればOK.

□視野障害

　網膜あるいは視覚路のどこかに異常をきたした状態で生じます．網膜剝離，網膜動脈閉塞症／網膜静脈閉塞症の分枝型，中枢神経障害（脳梗塞など）は病変の生じた部位に対応するので，どこに障害が出るかは患者さんによって千差万別ですが，疾患特異的な「暗点」についてはここでガッチリおさえましょう．

中心暗点：**黄斑疾患**

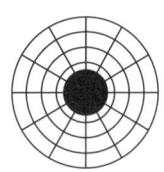

傍中心暗点：**原発性開放隅角緑内障**

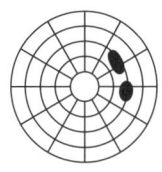

16

症候学

弓状暗点（Bjerrum 暗点）：**原発性開放隅角緑内障**

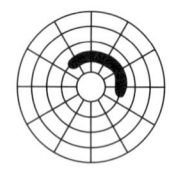

輪状暗点：**網膜色素変性症**

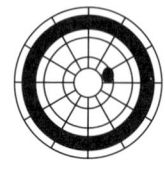

Mariotte 盲点の拡大：**乳頭浮腫**（視神経炎, 頭蓋内圧亢進）

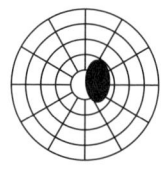

両耳側半盲：**下垂体腫瘍**

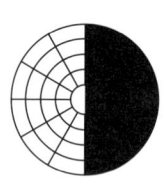

らせん状視野：**心因性**

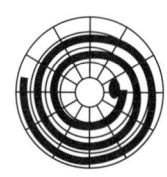

※図はすべて右眼

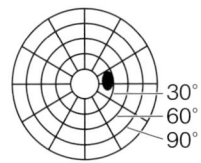

ちなみにですが，上図のように等高線のようなものが書かれているものもあります．これはそれぞれ，30°，60°，90°までの視野を表しています．30°よりも外側については症状を自覚しにくく，日常生活に支障が出にくい反面，発見が遅れがちです．

□眼痛

眼の中で知覚があるのは，角膜のみです．つまり，**角膜障害**（例：細菌性角膜潰瘍，角膜ヘルペス，春季カタル，巨大乳頭結膜炎，水疱性角膜症，緑内障発作，化学損傷，異物，電気性眼炎）を考えれば OK．必然的に視力障害も合併します．もしも角膜に異常がなければ，**視神経炎**を次に考えましょう．

□夜盲

明るいところでは見えるけれども，暗いところでは見えにくくなることをいいます．一般的に，鳥目と呼ばれるものですね．「夕方になると見えづらくなる」という訴えで来ることが多いです．これは杆体細胞の異常で生じるのが機序となるので，**網膜色素変性症**と**ビタミン A 欠乏**の 2 つをおさえておけばよいです．

□光視症・飛蚊症

いずれも**網膜剝離**が代表的です．光視症は網膜が剝がれて視細胞が刺激されるために，光がない場所でも光があると誤認してしまうものです．飛蚊症は視野に黒いごみが見えるものをいいます．眼を動かすと黒いごみも同じ方向に細かく揺れながら動くので，実際に蚊が飛んでいるように見えることから，この名がついています．飛蚊症については硝子体の中に異物があれば生じるので，**硝子体出血／網膜出血**や**生理的飛蚊症**（加齢による）によっても生じることはおさえておきましょう（実臨床では生理的飛蚊症が圧倒的に多いです）．

□変視症

ものが歪んでみえる or 小さく見えることをいいます. 後者を小視症と呼ぶこともあります. いずれにせよ, 黄斑と脈絡膜の間に何かが溜まった状態で起こります. 復習になりますが, 血や水が溜まる**黄斑疾患** (加齢黄斑変性, 黄斑円孔, 中心性漿液性網脈絡膜症) が該当します.

□羞明

過剰にまぶしく感じることをいいます. 実際に大量の光が入るわけでなくとも, 異物があって光が散乱したり, 三叉神経が過敏になって生じます. ですので, 散瞳薬の使用, 白内障 (初期), 片頭痛などさまざま要因によって起こるものであり, 疾患特異性には乏しいです.

□霧視

「眼がかすむ」という訴えがこれ. 緩徐に視力低下が生じている状態であり,「視力障害」と同様と考えておけば OK.

□複視

物が二重に見えることをいいます. **眼球運動障害**を示唆しているため, 外眼筋そのものの異常もしくは動眼神経 (Ⅲ), 滑車神経 (Ⅳ), 外転神経 (Ⅵ) の神経障害を起こしうる疾患を考えればよいでしょう.

解 い て み た
症候学

100B14 改編

疾患・徴候と視野異常の組み合せで正しいのはどれか.

a　乳頭浮腫-弓状暗点
b　中心性漿液性網脈絡膜症-求心性視野狭窄
c　加齢黄斑変性-輪状暗点
d　網膜色素変性-同名半盲
e　心因性視野障害-らせん状視野

<hr>

思考のプロセス

　特異的な視野異常については,必須暗記事項になります.ここは落としたくないですね.1つずつみていきましょう.

　aの乳頭浮腫は,もともと視野欠損部である視神経乳頭の拡大ですから,Mariotte盲点の拡大としてみられますね.弓状暗点は原発性開放隅角緑内障を示唆するものです.bとcは黄斑疾患であり,中心暗点を生じます.求心性視野狭窄は初出ですが,これは<u>輪状暗点や弓状暗転(Bjerrum暗点)の終末像であり,中心部しか視野が残っていない状態です.</u>中心暗点とは真逆です.dの同名半盲は両眼ともに同側が見えなくなるものであり,脳内病変を考えるべきです.eが正解.らせん状視野は医学的にはありえない出方の視野障害であり,心因性を考えます.

16

症候学

10813

左眼の視野（①〜⑤）を別に示す.

原発開放隅角緑内障でみられるのは①〜⑤のうちどれか.

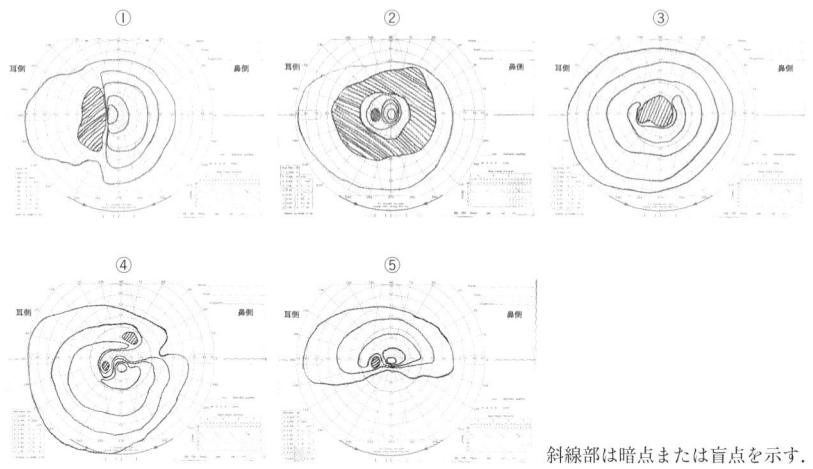

斜線部は暗点または盲点を示す.

思考のプロセス

　繰り返しになりますが，特異的な視野異常については，必須暗記事項になります．単語だけではなく，どういう視野異常としてみられるのかも，きちんと理解しておきましょう．また，今回は**左**眼の視野であることも注意が必要です．本文で例として出していたのは**右**眼なので，それとは反対になります.

　①は Mariotte 盲点の拡大であり，視神経炎や頭蓋内圧亢進で生じる乳頭浮腫を考えます．②は輪状暗点であり，網膜色素変性症が1：1対応ですね．③は中心暗点であり，黄斑疾患を考えます．④は傍中心暗点であり，原発性開放隅角緑内障に特徴的です．⑤は下半分の視野欠損であり，特異的ではないため，網膜剝離や脳内病変などを考えます．よって，④が正解.

102E40 改編

眼痛を伴うのはどれか. **2つ選べ.**

a 翼状片
b 視神経炎
c 水晶体脱臼
d 裂孔原性網膜剝離
e ヘルペス角膜炎

<hr>

思考のプロセス

　「眼痛」とくれば, 角膜障害をまず考えます. もしも, 角膜に異常がなければ, 次に考えるのは視神経炎ですね. これを踏まえて, 1つずつみていきましょう.

　a は外的刺激によって結膜組織が増殖してしまう疾患でしたね. これが角膜へと伸びますが, 角膜障害を起こすわけではないので, 痛みは生じません. b はいいですね. 特に眼を動かすと増悪することが知られています. c は Marfan 症候群が代表的でしたね. 水晶体には血管も神経もありません. d の網膜剝離も痛みは起こりません. 視野の一部が見えなくなったり, 光視症・飛蚊症を生じたりします. e はよいですね. 角膜障害によって視力障害と眼痛を起こします. b と e が正解.

　16
症候学

55歳の男性. 視覚異常を主訴に来院した.「今朝, 新聞を読んでいたら, 突然, 左側に光が走るように感じた. 眼を動かすとはっきりと感じられ, 眼を閉じても消えない. 以前から, 明るいところを見ると, もやもやと浮遊するものが見えていたが, 左眼に多く見えるようになった」と言う.

述べられている症状はどれか. **2つ選べ.**

a 夜盲
b 眼精疲労
c 飛蚊症
d 光視症
e 変視症

思考のプロセス

「光が走るように感じた」「眼を閉じても消えない」というのは光視症を示唆するものです. また,「もやもやと浮遊するものが見えていた」というのは飛蚊症の訴えです. よって, c と d が正解. 飛蚊症だけであれば生理的なものの可能性もありますが, 光視症も同時にみられているので, 網膜剥離を疑うべきです.

他の選択肢もみてみましょう. a の夜盲は暗いところでは見えにくいというものですね. 網膜色素変性症（or ビタミンA欠乏）が考えられます. b は屈折異常, 調節異常, ドライアイの3つを想起しましょう. e は物が歪んで見える or 小さく見えることをいい, 黄斑疾患を考えるものですね.

複視をきたすのはどれか. **2つ選べ.**

a　視神経炎

b　甲状腺眼症

c　網膜色素変性

d　顔面神経麻痺

e　眼窩吹き抜け骨折

思考のプロセス

　複視はものが二重に見えることをいい, 眼球運動障害を示唆します. 外眼筋 or それに関与する神経のどちらかの異常で生じるのでした. 1つずつみていきましょう.

　a は神経ですが, 眼球運動には関与しませんね. b は外眼筋に異常をきたします. 余談ですが, 甲状腺眼症では下直筋が最も侵されやすいことが知られています. c は夜盲や輪状暗点が特徴的です. d も a と同様に眼球運動に関与しません. e は「まとめてみた 耳鼻科」で扱っている疾患ですが, 外眼筋の障害を起こします. よって, **b** と **e** が正解.

16
症候学

症候と疾患の組み合わせで正しいのはどれか.

a 小視−ドライアイ

b 眼痛−白内障

c 夜盲−加齢黄斑変性

d 複視− Bell 麻痺

e 虹視−緑内障発作

思考のプロセス

1つずつみていきましょう.aの小視症は変視症の1つであり,黄斑疾患を考えるものでした.bの眼痛は前々問でもみましたが,角膜障害(＋視神経炎)を考えればOK.繰り返しになりますが,水晶体には血管も神経もありません.cの夜盲からは網膜色素変性症(or ビタミンA欠乏)がまず考えられます.dの複視は,外眼筋かそれに関与する神経の異常ですが,Bell麻痺は第Ⅶ神経の異常であり,眼球運動には関与しません.よって,残ったeが正解.

虹視症は初出ですので,補足しておきます.雨上がりにみえる「虹」は,光の屈折によるプリズム現象で生じることが知られています.これと同様に,街灯などの光を見たときに,光が乱反射して,虹の輪がかかって見えることを虹視症といいます.これは角膜浮腫で生じます.つまり,角膜浮腫を生じるような緑内障発作や水疱性角膜症でみられます.緑内障発作といえば,眼痛や嘔吐などの急性期症状が一般的ですが,初期症状として虹視症が知られています.「虹が見えた」と喜んでいる場合ではなく,急いで眼科に行くべきです.

検査

眼科特有の検査をおさえる

□細隙灯顕微鏡検査

スリット状の光を斜めから当てることで，角膜，前房，水晶体などの**前眼部**を観察できる検査です（**図17-1**）．例えば，角膜浮腫はないか，浅前房はないか，水晶体の濁りはないか，などをチェックできます．実際にどう見えるか，下図（**図17-2, 3**）で解説します．

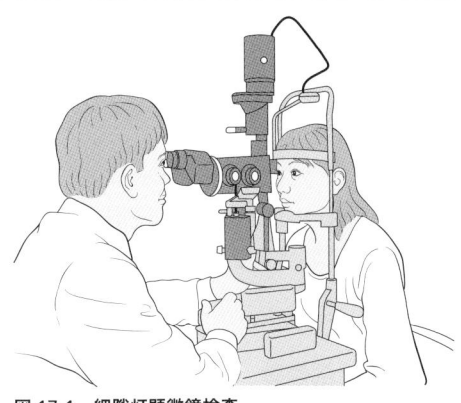

図 17-1　細隙灯顕微鏡検査

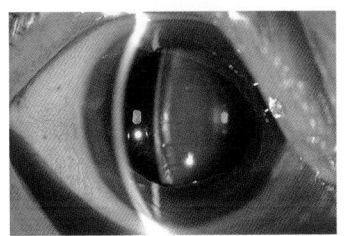

図 17-2　実際に見えるもの（105I75）

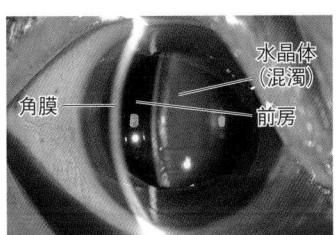

図 17-3　解説（105I75）

これに，Goldmann三面鏡（**図17-4**）というものを組み合わせることで，**隅角**（線維柱帯）や**眼底**も観察が可能となります（**図17-5**）．眼底検査については，また後ほど．

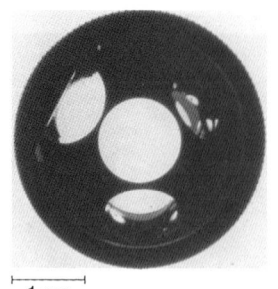

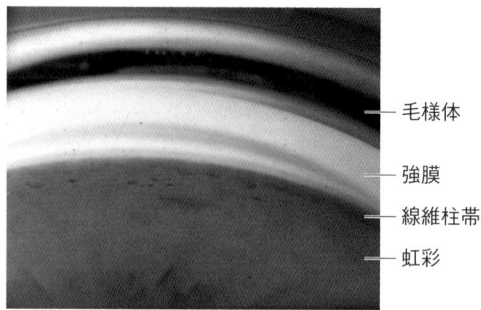

毛様体
強膜
線維柱帯
虹彩

1 cm

図 17-4　Goldmann 三面鏡
（107E8）

図 17-5　実際にみえるもの（107E8）

　ちなみに，光を細めずに照射することで生じた反射光を利用し，角膜や水晶体の混濁をみる方法を，**徹照法**といいます（眼底をみるものではありません）．チラッとでかまいませんので，110A9 の画像を参照してみてください（→ P.50）．

□直接鏡と倒像鏡

　眼底検査が**簡便に施行できる**道具で，救急外来にもよく置いてあります（**図 17-6**）．ただ，かろうじて見える程度なので，救急対応が必要な**乳頭浮腫の有無**をみられれば御の字くらいですかね．

　ちなみに，患者の右眼は右眼でみるのが基本となります．患者の右眼を左眼でみたら……事件が起きるかもですね（笑）．

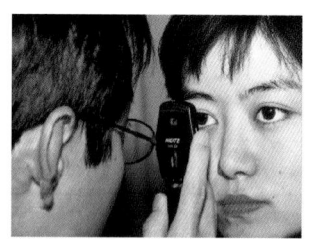

図 17-6　直接鏡（95C38）

□ Goldmann 定量視野計（動的量的視野計）

　視野検査です（**図 17-7**）．視力検査ではありません！　いまさらですが，黒いところが暗点（視野欠損部）になります（**図 17-8**）．繰り返しになりますが，特異的な視野障害については必ず暗記しておきましょう．

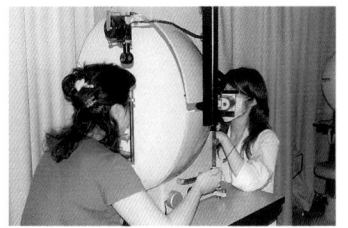

図 17-7　Goldmann 定量視野計
（104I14）

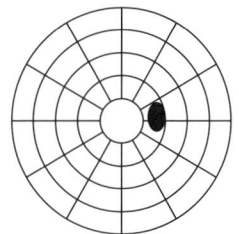

図 17-8　得られる所見

□ Goldmann 圧平眼圧計

　眼科に行くと空気の塊を眼にシュポンと当てるものがあるでしょう．あれは簡易的に眼圧を測っているもので，ノンコンタクトトノメーターという機械を使っています．

　眼圧を厳密に測定したいときは，細隙灯顕微鏡に取り付けられる Goldmann 圧平眼圧計というものを使います．点眼麻酔薬をさし，眼に接触させて，徐々に圧迫します（**図 17-9**）．右図のものは見慣れないと思いますが，左右の半円の端が合うところがちょうどよい圧迫＝眼圧の測定値となります．基準値は **10〜20 mmHg** でしたね．

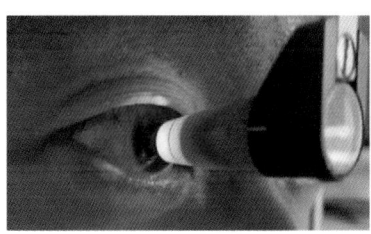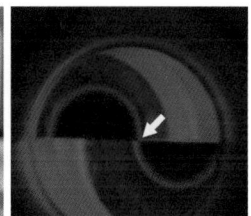

図 17-9　Goldmann 圧平眼圧計（106E14）

□仮性同色表

　色覚異常のスクリーニングに使います（**図 17-10**）．復習ですが，色覚に関与するのは？……錐体細胞でしたね．確定診断にはアノマロスコープというものを用います．

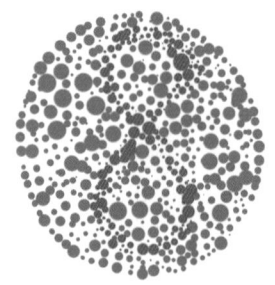

図 17-10　仮性同色表

☐ Hess 赤緑試験

　複視を調べるのに有用です．名前からすると色覚の検査に思えますが，眼球運動検査です！　勘違いしやすいので，ご注意を．

☐ 角膜内皮顕微鏡検査（スペキュラーマイクロスコープ）

　角膜内皮の状態（数や形など）をみるものです．不可逆的な角膜障害において，角膜移植の適応を決めるのに用います．通常の角膜内皮細胞は，2,500〜3,000 個 /mm^2 ほどの密度をもっていますが，500 個 /mm^2 以下になると角膜混濁を生じるといわれています．ちなみに，加齢やコンタクトレンズの使用でも変形や数の減少が生じています．

☐ オートレフラクトメーター

　屈折力や角膜曲率半径（白内障の術前に必要でしたね！）がわかります．皆さんもおそらく受けたことがあるんじゃないかな，と思います．中を覗くと絵（よくあるのは気球）があって，ピントを合わせたり，ずらしたりして，測定するものです．赤外線を利用しており，誰でも簡便に扱えるのがメリットです．

☐ 網膜電図（ERG）

　網膜に光を当て，生じた電位を角膜で拾います（**図 17-11, 12**）．これによって，**他覚的に網膜の機能**を評価することが可能です．使う状況としては，次の 3 つをおさえておけばよいでしょう．

網膜電図（ERG）の用途まとめ

① 網膜色素変性症：平坦化（flat）
② 糖尿病性網膜症：律動様小波の減弱
③ 眼底所見がとれないとき（高度白内障や硝子体出血など）

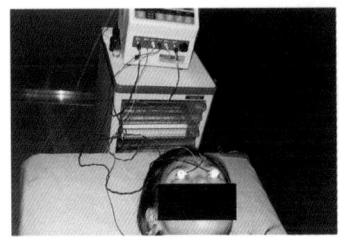

図 17-11　網膜電図（103E6）

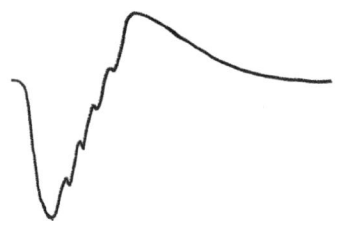

図 17-12　ERG の正常所見

　通常なら a 波という下向きの山と b 波という上向きの山があり，その間には小さな山がいくつかみられます．この小さな山を律動様小波（OP）といいます．網膜の機能が落ちると，この小さな山がまずみられなくなり，進行すると平坦化してきます（図 17-13, 14）．

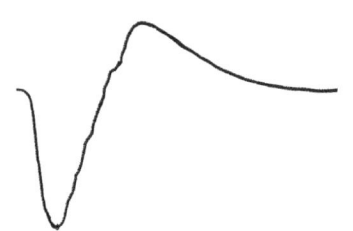

図 17-13　律動様小波の減弱

図 17-14　平坦化

□視覚誘発電位（VEP）

　網膜に光を当て，生じた電位を後頭葉で拾います．これによって，**他覚的に視覚路の機能**を評価することが可能となります．国試では，**視神経炎**に有用であることをおさえておけばよいでしょう．意外と頻出です．

17
検査

□光干渉断層法（OCT）

　眼の CT ともいわれています（実際には X 線ではなく，干渉波を利用しているので被曝はしません）．網膜の断層像が得られるので，網膜剥離や黄斑病変に有用です（図17-15）．読み方については第 10 章（→ P.108）を参照.

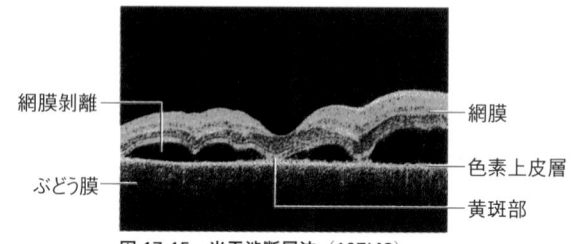

図 17-15　光干渉断層法 （107I48）

□その他

・調節検査
　調節力を調べる検査．調節障害である**老視**に有用です．近点だけを調べる近点距離測定はより簡便です.

・角膜知覚検査
　角膜知覚の低下を起こす**角膜ヘルペス**に有用です.

・涙液分泌検査
　ドライアイの有無に有用です．代表的なものとしては，Schirmer 試験あたり.

・フルオレセイン染色 （生体染色検査）
　角膜の傷をみるのに有用です．例えば，ドライアイや角膜ヘルペスなど．通常の観察ではみえない微細な傷も浮き彫りにできます.

・暗順応検査
　夜盲の有無を調べる検査です.

・flare cell フォトメーター

ぶどう膜炎で出てきましたね．名前のとおり，前房水の蛋白濃度（フレア）や浮遊した炎症細胞の数をみることで，炎症の有無を判定する検査です．ちなみに，炎症細胞が蓄積して肉眼でもみえるようになったものが前房蓄膿です．

・角膜トポグラフィ

角膜の各部位の角膜曲率半径を測定でき，角膜の形状を解析するものです．**円錐角膜**に有用です．

・両眼視機能検査

物が立体的に見えているかどうかをみる検査です．**斜視**に有用です．

解いてみた
検査

細隙灯顕微鏡で診断できるのはどれか. **2つ選べ.**

a　近視

b　原発性開放隅角緑内障

c　虹彩炎

d　色覚異常

e　水晶体偏位

思考のプロセス

　細隙灯顕微鏡は，角膜，前房，水晶体など前眼部の構造物を検査するものです．この中でこれらの解剖構造に異常をきたす疾患は，**c** と **e** ですね.

　他の選択肢もみてみましょう．a は前眼部の異常ではなく，細隙灯顕微鏡で異常はみられません．b は眼圧測定や視野検査が有用でしょう．原発性閉塞隅角緑内障であれば，細隙灯顕微鏡が有用です．d は機能の問題ですね.スクリーニングなら仮性同色表,確定診断ならアノマロスコープを用います.

オリジナル

疾患と検査の組み合せで**正しくない**のはどれか.

a 中心性漿液性脈絡網膜症-蛍光眼底造影

b 糖尿病性網膜症-網膜電図〈ERG〉

c 網膜色素変性症- Goldmann 定量視野計

d 原発性閉塞隅角緑内障- Goldmann 三面鏡

e 網膜剥離-視覚誘発電位

思考のプロセス

　1つずつみていきましょう. a はよいですね. 中心性漿液性網脈絡膜症は脈絡膜の血管透過性亢進が病態だったので, 蛍光眼底造影では造影剤漏出がみられるはずです. b も正しい. 糖尿病性網膜症では律動様小波（OP）の減弱がみられるのが特徴です. c の網膜色素変性症では, 視野障害として輪状暗点が特徴的でした. d もよいですね. Goldmann 三面鏡を併用すれば隅角をみることが可能です. e が違いますね. 視覚誘発電位（VEP）は視神経炎に有用でした. 網膜剥離をみるには眼底検査もしくは光干渉断層法（OCT）がよいです.

17

検査

108A4

加齢黄斑変性の検査に用いられるのはどれか.

a　Schirmer 試験
b　アノマロスコープ
c　光干渉断層計〈OCT〉
d　フレアセルフォトメーター
e　スペキュラーマイクロスコープ

思考のプロセス

　加齢黄斑変性は，黄斑部に新生血管が発生して，出血するのが問題となります．これをみるための検査としては，眼底検査，蛍光眼底造影，光干渉断層法（OCT）がよいです．よって，c が正解.

　他の選択肢もみておきましょう．a は流涙量を測定するための検査でしたね．ドライアイに有用です．b は色覚異常の確定診断に使います．d はぶどう膜炎に有用です．e は角膜内皮の状態をみる検査です.

　ややこしい名前が並んでいますね．みんなが嫌がるところこそが得点差となってくるところです．誤解のないように言っておきますが，国試では皆がとれるところを落とさないのが最も重要です．得点差になるところというのは，高得点を目指す人にとって重要なだけであり，皆さん全員に当てはまるわけではありません.

55歳の女性．人間ドックで異常を指摘されたため来院した．以前からしばしば悪心を伴う頭痛があり，右眼の霧視を自覚していたが特に気にしていなかった．人間ドックの眼底検査で右眼底に視神経乳頭陥凹の拡大を指摘され受診した．

まず行うべき検査はどれか．

a　調節検査
b　視野検査
c　頭部 MRI
d　涙液分泌検査
e　散瞳後眼底検査

思考のプロセス

　人間ドックでたまたま発見されたケースです．眼底検査で「視神経乳頭陥凹の拡大」が指摘されています．これは原発性開放隅角緑内障のキーワードでしたね．視野障害がメインの疾患なので，この精査が必要です．よって，b が正解．

　他の選択肢もみていきましょう．a は老視に有用です．c は頭蓋内疾患を疑うときに検討します．眼底検査で乳頭浮腫がみられたときなどですね．ちなみにですが，視神経炎の診断にも MRI は有用です．d はドライアイの判定に用います．e はすでに施行されているので不要ですね．

46 歳の女性．午後になると眼痛と頭重感とが続くことを主訴に来院した．仕事で書類を多く読む．眼位と眼球運動とに異常はない．視力は右 1.2（矯正不能），左 1.0（1.2×＋0.5D）．眼圧は右 16 mmHg，左 16 mmHg．両眼底に異常を認めない．

次に行う検査はどれか．**2 つ選べ**．

a　仮性同色表検査
b　近点距離測定
c　涙液分泌検査
d　角膜知覚検査
e　頭部単純 CT

思考のプロセス

　頭重感と頭痛が午後に増悪するということです．仕事で書類を多く読むという生活歴も合わせ，眼の使いすぎ→眼精疲労が最も考えられます．眼精疲労の原因といえば，屈折異常，調節異常，ドライアイの 3 つを考えればよいので，これらを判定するための b と c が正解．

　他の検査についても確認しておきましょう．a は色覚異常のスクリーニングに使います．d は角膜ヘルペスに特徴的な角膜知覚低下を調べられるものです．e は実臨床では悩む状況もあるかもしれませんが，エピソードからは急性疾患は考えにくく，あえて被曝させるほどの根拠はありません．

106D50

48歳の男性. 事務職. 細かい文字が見えにくくなったことを主訴に来院した. 1年前から書類の文字や数字が読みづらくなり, 3ヵ月前からパソコン画面の字も見えにくくなったという. 視力は右 1.0 (1.0×+1.50D), 左 1.0 (1.0×+1.50D). 眼圧は右 18 mmHg, 左 18 mmHg. 眼位は正位で, 眼球運動に異常を認めない. 細隙灯顕微鏡検査と眼底検査とで明らかな異常を認めない. 次に行う検査として適切なのはどれか.

a 調節検査
b 仮性同色表
c 動的量的視野
d 視覚誘発電位
e Hess 赤緑試験

思考のプロセス

「細かい文字が見えにくくなった」というのは, 老視を想起させる主訴です. 細隙灯顕微鏡検査でも眼底検査でも異常は認めていませんね. よって a が正解.

他の選択肢の検査がどういうときに使われるかは, しっかり言えるようにしておきましょう. b は色覚異常のスクリーニング, c は視野障害, d は視神経炎, e は複視に有用ですね.

ちなみにですが, c の動的量的視野は広い範囲の視野をみるのに対し, 静的視野検査では中心部の狭い領域の視野をしっかり調べるのに用います. 参考までに.

17
検査

アトロピンで散瞳させると見やすくなる

眼底所見

□眼底写真の読み方

　前にも述べていますが，眼底写真を完璧に読み切ることは現実的でありません．しかし，皆さんには病歴から疑うことのできる知識が備わりました．それを補完するような形で眼底所見を学んでもらえればよいと思います．肩の力を抜いてリラックスしてください．

　まずは，眼底写真で何が見えているのか？を学びましょう（**図 18-1, 2**）．血管が出入りする黄色っぽいところが**視神経乳頭**であり，真ん中の他より少し黒っぽいところが**黄斑部**になります．ちなみにですが，視神経乳頭に近い方が鼻側であることを覚えておくと，左右どちらの眼底写真か迷わなくなるので便利です．

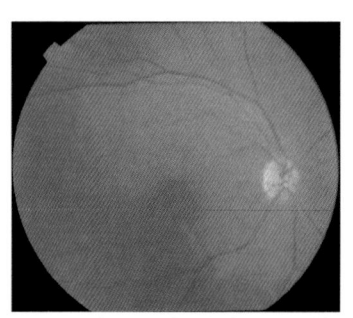

図 18-1　右眼の眼底写真（108D38 改）

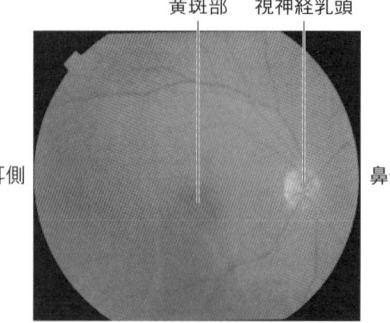

図 18-2　右眼の眼底写真の解説

　難しく考えず，①視神経乳頭，②黄斑部，③全体的の 3 つをぐるりとみれば OK です．それぞれ，どんな所見があって，どんな疾患が対応するかは次に解説していきますが，共通することとして，「**赤色**」**が出血**，「**白色**」**が虚血**（浮腫）であることをおさえておきましょう．たったこれだけでも，みえてくる世界が変わります．

□視神経乳頭

・乳頭萎縮（乳頭蒼白化）：非特異的変化
・乳頭陥凹の拡大　　　：**原発性開放隅角緑内障**　　　→図 18-3
・乳頭浮腫　　　　　　：（片側性）**視神経炎**　（両側性）**頭蓋内圧亢進** →図 18-4

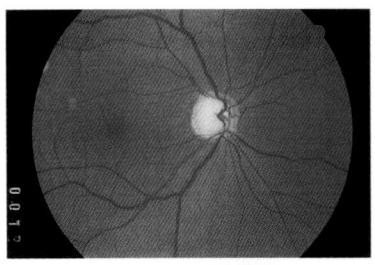

図 18-3　乳頭陥凹の拡大（98I27）

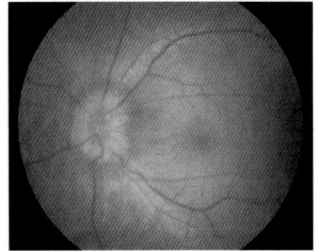

図 18-4　乳頭浮腫（106D11）

　視神経乳頭をよーーくみると 2 つの円構造が重なってみえます．真ん中を cup，辺縁を disc と呼びます．cup がでかくなったものが乳頭陥凹の拡大（前から押される）であり，disc がでかくなったものが乳頭浮腫（後ろから押される）です．前者を C/D 比上昇，後者を C/D 比低下といったりもしますが，その所以は想像に難くないでしょう．つまり，視神経乳頭では，cup がでかくなったのか，disc がでかくなったのかを意識してみるとよいです．

　ただ，乳頭陥凹の拡大を実際に見極めるのは難しいと思います．なので，非専門医にとっても重要である乳頭浮腫を見逃さなければよいです．幸いにも所見が派手なので，一度インプットしておけば忘れないでしょう．

　ちなみにですが，頭蓋内圧亢進によって生じた乳頭浮腫のことを**うっ血乳頭**と呼んだりもします．これは，視神経炎では使えないのでご注意を．

18
眼底所見

□黄斑部

- ・cherry red spot： **網膜動脈閉塞症** →図 18-5
- ・黄斑部の出血　　： **加齢黄斑変性** →図 18-6
- ・漿液性網膜剥離　： **ぶどう膜炎，中心性漿液性網脈絡膜症** →図 18-7

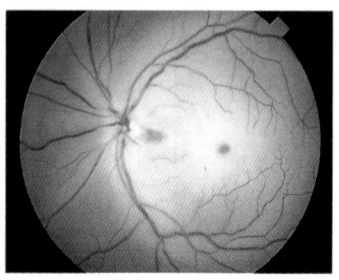

図 18-5　cherry red spot（96D9）

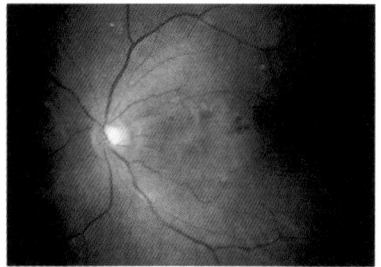

図 18-6　黄斑部の出血（105D36）

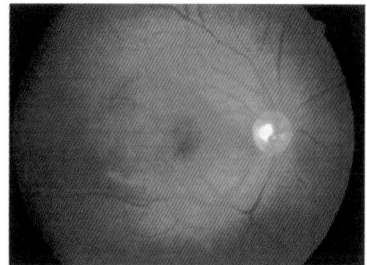

図 18-7　漿液性網膜剥離（104I71）

　cherry red spot は特徴的な所見なので，ぜひとも知っておいてください．なぜこう見えるかの詳細は第 9 章で復習しておいてください（→ P.97）．

　黄斑疾患では，血や水が溜まるのでしたね．眼底写真では出血（赤色）があるかどうかの判定ができれば十分です．剥離 or 孔の判断は難しいので，光干渉断層法（OCT）にお任せしましょう！

□全体的

- ・夕焼け状眼底 ：**Vogt- 小柳 - 原田病**（回復期）　　　　→図 18-8
- ・火焔状出血 ：**網膜静脈閉塞症**　　　　　　　　　　→図 18-9
- ・骨小体状色素沈着：**網膜色素変性症**　　　　　　　　→図 18-10

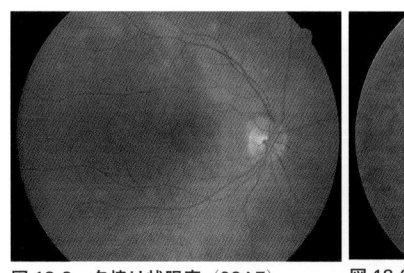 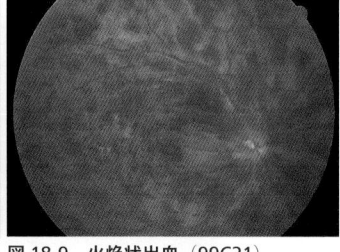

図 18-8　夕焼け状眼底（98A7）　　　　図 18-9　火焔状出血（99C21）

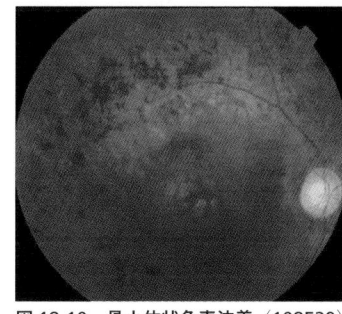 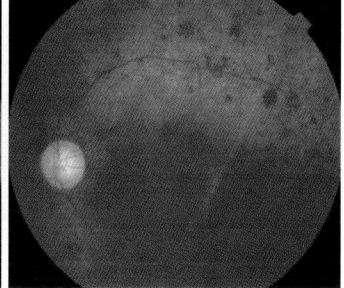

図 18-10　骨小体状色素沈着（108E29）

　眼全体が赤っぽくなるものとして，夕焼け状眼底と火焔状出血が挙げられます．一見類似してみえますが，前者は脈絡膜の慢性炎症によって脱色素した結果をみており，後者は網膜静脈のうっ滞による広範囲の小出血（赤色）と小虚血（白色）をみているのでした．機序を知れば，見え方も変わってくると思います．網膜色素変性症に特徴的な骨小体状色素沈着は，**黒色**の沈着物としてみえます．

□血管病変

・硬性白斑　　　　：**単純網膜症，高血圧性網膜症**

・軟性白斑　　　　：**前増殖網膜症，網膜静脈閉塞症**，膠原病（SLE など）

・動脈狭細化　　　：**高血圧性網膜症**

・動静脈交叉現象：**高血圧性網膜症**

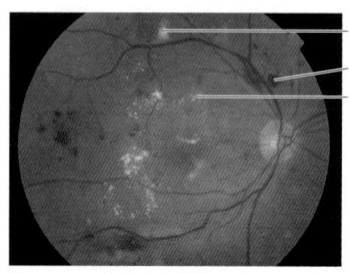

硬性白斑
網膜出血
軟性白斑

図 18-11　糖尿病性網膜症（112E27）

　これらの眼底所見をすべて完璧に読み切るのは難しいと思いますが，出血（赤色）と虚血（白色）があるということがわかれば十分です．これらが同時にみられているということから**血管病変**を想起すればよく，国試では新生血管を生じる疾患を考えればよいです．

□透見不能

・**白内障**

・**硝子体出血** →図 18-12

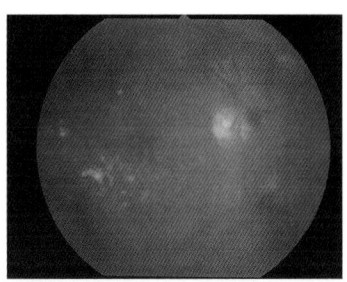

図 18-12　硝子体出血（99E12）

　眼底所見がとれない！というときは，たいていこの 2 つのどちらかです．もう大丈夫だと思いますが，こういったときには網膜電図（ERG）が有用でしたね．ちなみに最近では，超音波検査も有用とされています．

□蛍光眼底造影

①**造影剤漏出**　　　　　：ぶどう膜炎，黄斑疾患　　　　→図 18-14
②**毛細血管瘤・無血管領域**：糖尿病性網膜症　　　　　　→図 18-15
③**血管が造影されない**　　：網膜動脈閉塞症　　　　　　→図 18-16

　静脈に造影剤を入れてから，眼底をみる検査です．**血管病変**がわかります（**図 18-13**）．代表的なものを 3 つみておきましょう．

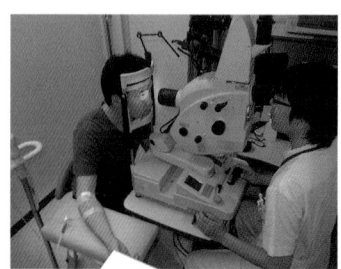

図 18-13　蛍光眼底造影検査（110G52）

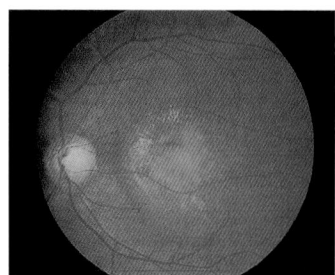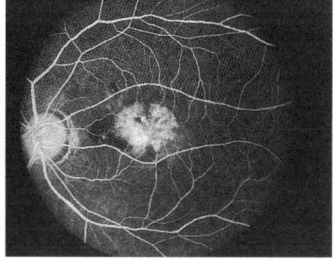

図 18-14　黄斑部の出血（98A9）

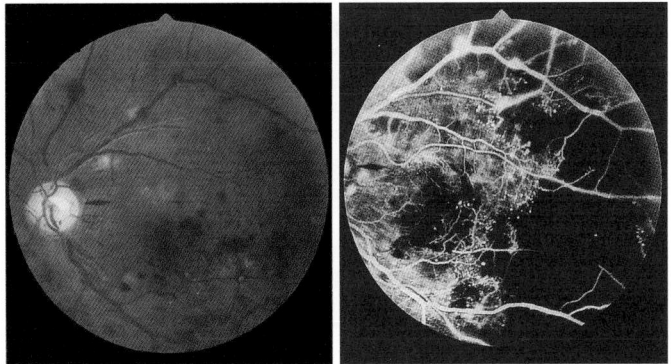

図 18-15　毛細血管瘤・無血管領域（95C40）

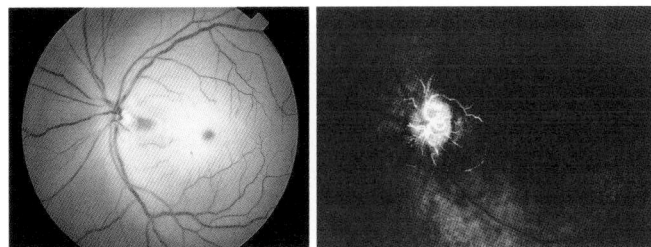

図 18-16　血管が造影されない（96D9）

解いてみた
眼底所見

105C4 改編

動脈硬化を示唆する眼底所見はどれか.

a 夕焼け状眼底

b 毛細血管瘤

c 網膜新生血管

d 動静脈交叉現象

e 視神経乳頭陥凹

思考のプロセス

動脈硬化の眼底所見といえば，動脈狭細化や動静脈交叉現象でした．よって d が正解.

他の選択肢もみてみましょう. a は Vogt- 小柳 - 原田病（回復期）にみられる所見です. b は糖尿病性網膜症のうち単純網膜症からみられるものです. c は糖尿病性網膜症と網膜静脈閉塞症の 2 つでみられますね. 動脈硬化がリスクとはなりますが，動脈硬化だけでは説明できません. ちなみにここに加齢黄斑変性は加わりません. なぜでしょうか？……そう, 加齢黄斑変性は脈絡膜からの新生血管ですからね. e は原発性開放隅角緑内障の所見です.

10715

眼底出血をきたすのはどれか.

a 黄斑円孔
b 網膜色素変性
c 加齢黄斑変性
d 中心性漿液性脈絡網膜症
e 卵黄状黄斑ジストロフィー

　眼底出血を起こすものといえば，血管病変であり，国試では新生血管を生じる疾患を考えれば OK. この中では c ですね.

　他の選択肢もみてみましょう. a は黄斑部に孔が開いて水は溜まりますが，出血はみられません. b は骨小体状色素沈着が特徴的です. d も黄斑部に水が溜まりますが，出血でないのが加齢黄斑変性との違いです. e は覚えなくて OK. 当て馬くんです.

105I33

網膜に軟性白斑をきたすのはどれか. **2 つ選べ.**

a 黄斑円孔

b 糖尿病性網膜症

c 網膜中心動脈閉塞症

d 網膜中心静脈閉塞症

e 中心性漿液性脈絡網膜症

<hr>

思考のプロセス

　軟性白斑は，虚血によってみられるものです．虚血に陥ると新生血管が生じてくるのでしたね．なので，新生血管を生じるものはどれか？と読み替えてもよいです．よって，bとdが正解.

　他の選択肢もみておきます．a は黄斑部に孔が開く疾患でしたね．虚血とは関係しません．c は，あれ？と一瞬なった人もいるかもしれません．網膜中心動脈閉塞症では，網膜全体が虚血になるのでした．しかし，白斑は局所的な虚血を示唆するものであり，これとは区別されます．e は黄斑部に水が溜まる（漿液性網膜剥離）ものなので，虚血とは関係しません.

108C24

55歳の男性. 視力障害を主訴に来院した. 3か月前から左眼の視力低下を自覚していたが, 昨日突然見えなくなった. 最近5年は健康診断を受けていない. 受診時の矯正視力は右1.0, 左手動弁. 左眼は硝子体出血のため眼底が観察できなかった. 右眼の眼底写真(A)と蛍光眼底造影写真(B)を別に示す. 左眼には硝子体手術による治療を予定した.

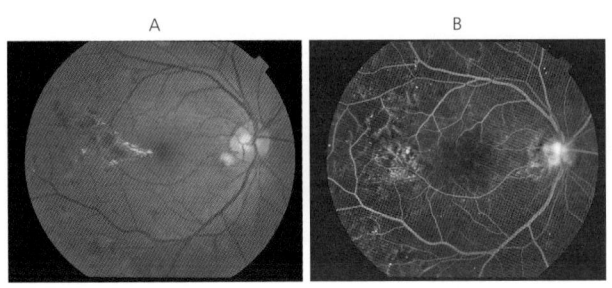

A   B

右眼への対応で適切なのはどれか.

a 経過観察

b 硝子体手術

c 網膜光凝固

d 光線力学的療法

e 副腎皮質ステロイド内服

18

眼底所見

思考のプロセス

「突然」というエピソードからは網膜(中心)動脈閉塞症をまず考えます. しかし, 硝子体出血が原因であると記載があります. 硝子体出血の主な原因は新生血管の破綻ですから, この原因となる糖尿病性網膜症と網膜静脈閉塞症を念頭において画像をみてみましょう. そうすると,「出血(赤色)」と「虚血(白色)」があるのがわかります. 蛍光眼底造影では無血管領域や毛細血管瘤を認めます. 以上より, 糖尿病性網膜症が考えられます.

ただ, 画像を読み切れなくても全く問題ありません. 右眼への対応を問われているだけなので, いずれにせよ, 新生血管への対応を答えればよいだけです. よって, cが正解.

110B41

73歳の男性. 左眼の視力低下と物が歪んで見えることとを主訴に来院した. 症状は6か月前から始まり最近になって増悪したため受診した. 矯正視力は右眼1.2, 左眼0.3. 左眼の眼底写真（A）と光干渉断層像（B）とを別に示す. 右眼眼底に異常を認めない.

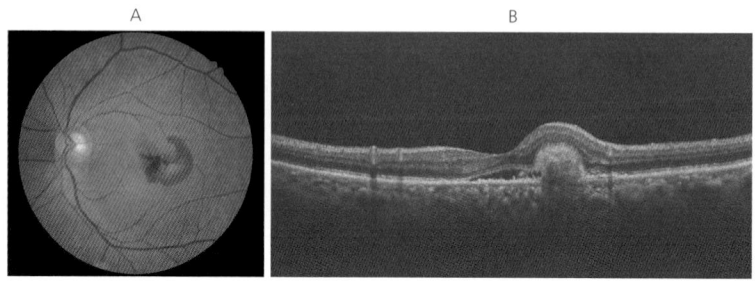

診断に有用な検査はどれか.

a 色覚検査
b 暗順応検査
c 眼球超音波検査
d 蛍光眼底造影検査
e 網膜電図〈ERG〉検査

思考のプロセス

「変視症」があることから, 黄斑疾患を考えます. 眼底写真では黄斑部に注目すべきですね. 大事なのは出血の有無ですから, 赤色がないかをしっかり探しましょう. すると, 黄斑部の出血がありますね. 光干渉断層法（OCT）でも, 黄斑部に出血があって盛り上がっているのが確認できます. 実際に血管から漏出があることを確認するためには, dの蛍光眼底造影が有用です.

その他の選択肢について. aはその名のとおり, 色覚異常を判別するものです. bは夜盲の有無をみます. cも最近ではさまざまな眼疾患に行われていますが, OCTに勝るほどの情報は得られません. eは糖尿病性網膜症や網膜色素変性症に有用でした.

108A23

38歳の男性. 両眼の軽度霧視を訴えて来院した. 霧視は 2 ヵ月前から自覚し, 頭痛を伴うという. 矯正視力は右 1.0, 左 0.9. 両眼の眼底写真 (A, B) を次に示す.

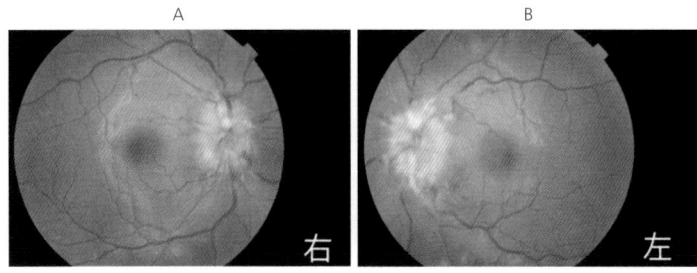

診断に有用なのはどれか.

a　眼圧測定
b　頭部 MRI
c　眼球運動検査
d　眼球超音波検査
e　蛍光眼底造影検査

――――――――――――――――　思考のプロセス　――――――――――――――――

　病歴からは有用なメルクマールは得られなさそうです. こういうときの画像は典型的なのが通例です. 安心して画像をみると, 乳頭浮腫が一目瞭然ですね. 両側性であることから, 頭蓋内圧亢進を考えます. よって b が正解. 頭部 MRI では鑑別となる視神経炎もついでにみることができるので, 一石二鳥です.

　他の選択肢もみてみましょう. a は緑内障を考えたときに有用です. 原発性開放隅角緑内障では, 乳頭陥凹がみられますね. c は複視に有用です. d は眼科疾患には使えますが, 骨に囲まれている頭蓋内は検索不可能です. e は血管病変に有用ですね.

19 キーワードまとめ

★耳前リンパ節腫脹
流行性角結膜炎

★角膜知覚の低下
角膜ヘルペス

★浅前房
原発性閉塞隅角緑内障

★前房に浮遊細胞
ぶどう膜炎

★前房蓄膿
ぶどう膜炎（特に Behçet 病）

★溶接作業
電気性眼炎

★白色瞳孔
網膜芽細胞腫
※先天性白内障や未熟児網膜症でもみられる

★水晶体偏位
Marfan 症候群
※ホモシスチン尿症や Ehlers-Danlos 症候群でもみられる

★石垣状結膜
①春季カタル
②巨大乳頭結膜炎

★コンタクトレンズのトラブル
①細菌性角膜潰瘍（感染）
②巨大乳頭結膜炎（アレルギー）
③ドライアイ

★角膜混濁
①角膜の感染（細菌性角膜潰瘍，角膜ヘルペス）
②眼外傷・異物
③角膜浮腫（緑内障発作，水疱性角膜症）

★毛様充血
①緑内障発作
②ぶどう膜炎

★ぶどう膜炎
① Vogt- 小柳 - 原田病
② Behçet 病
③サルコイドーシス

★新生血管を生じる疾患
①糖尿病性網膜症
②網膜静脈閉塞症
③加齢黄斑変性

★新生血管の合併症
①硝子体出血
②牽引性網膜剝離
③続発性緑内障（虹彩ルベオーシス）

★続発性緑内障の原因
①**新生血管**（糖尿病性網膜症，網膜静脈閉塞症）
②**ぶどう膜炎**（特にサルコイドーシス）
③**ステロイド**
※他に Sturge-Weber 症候群，von Hippel-Lindau 病，外傷なども

★眼精疲労の原因
①**屈折異常**
②**調節異常**
③**ドライアイ**

★網膜剥離の病態
①**裂孔原性**（アトピー性皮膚炎，近視，外傷）
②**牽引性**　　（糖尿病性網膜症，網膜静脈閉塞症）
③**漿液性**　　（ぶどう膜炎，中心性漿液性網脈絡膜症）

★遠視の合併症
①**眼精疲労**
②**弱視**
③**調節性内斜視**

★アトピー性皮膚炎の眼合併症
①**アレルギー結膜炎**
②**白内障**
③**裂孔原性網膜剥離**
※余裕があれば円錐角膜も覚えたいところ

★夕方に悪化
①**夜盲**
②**乱視**
③**眼精疲労**

★遠視化を起こす
①漿液性網脈剝離

②水晶体脱臼（後方）

★ステロイドの眼副作用
①緑内障

②白内障

③中心性漿液性網脈絡膜症

★房水排出促進薬
① PG 製剤

②浸透圧利尿薬（マンニトール / グリセオール）

★房水産出抑制薬
①β 遮断薬

②炭酸脱水酵素阻害薬

★レーザー光凝固
①新生血管の抑制　　　（糖尿病性網膜症，網膜静脈閉塞症）

②網膜の接着　　　　　（網膜剝離）

③レーザー虹彩切開術（緑内障）

★硝子体手術
①硝子体出血（主に新生血管を生じる疾患）

②網膜剝離

③黄斑円孔

★角膜移植
不可逆的な角膜障害（角膜混濁，円錐角膜など）

解いてみた
総合問題

112D13

角結膜のウイルス性疾患はどれか. **2つ選べ.**

a 乾性角結膜炎
b 樹枝状角膜炎
c 流行性角結膜炎
d 巨大乳頭結膜炎
e フリクテン性角結膜炎

思考のプロセス

　1つずつみていきましょう. a はいわゆるドライアイのことですね. Sjögren症候群やコンタクトレンズ長期着用などが原因ですが, 感染症ではありません. b は角膜ヘルペスのことです. 特徴的な樹枝状の潰瘍がみられることから, このような名前で呼ばれることもあります. c はアデノウイルス8型が原因でした. d はコンタクトレンズの汚れに対するアレルギー反応であり, 春季カタルと似たような結膜の凸凹ができる疾患でしたね. e は当て馬くんです. 一応解説しておくと, 細菌感染後に生じるIV型アレルギーであり, 小さな肉芽腫をたくさん作る角結膜炎です. よって, b と c が正解.

104B21

毛様充血をきたすのはどれか.

a 結膜炎

b 加齢黄斑変性

c 網膜色素変性

d 正常眼圧緑内障

e 急性閉塞隅角緑内障発作

思考のプロセス

　毛様充血は眼科領域の red flag です. 結膜充血は角膜から遠い領域から血管が伸びてくるのに対し, 毛様充血は角膜に近い領域から血管が伸びてきます（**下記の図参照**）. 毛様充血をみたら, 緑内障発作とぶどう膜炎の2つを考えましょう. この中では e ですね. 他の選択肢はみるまでもありません.

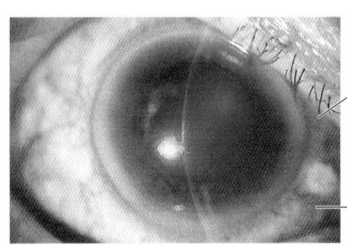

毛様充血

結膜充血

結膜充血・毛様充血（98I43）

総合問題

109D5

細菌性角膜潰瘍の**誘因でない**のはどれか.

a　角膜異物

b　視神経炎

c　顔面神経麻痺

d　涙液分泌障害

e　コンタクトレンズ装用

思考のプロセス

　病態は，角膜に傷がつく→傷ついたところに細菌が感染する→重症化すると角膜混濁を生じるという流れでした．設問は誘因を問われているので，角膜に傷がつくものを問われています.

　1つずつみていきましょう．aはよいですね．異物によって角膜に傷がつくのは容易に想像がつくでしょう．bは違いますね．視神経は眼の奥にあるものなので，前眼部にある角膜との関連はありません．cはよいですね．兎眼によってドライアイとなり，傷がつきやすい状況となります．dはSjögren症候群が代表的ですが，ドライアイを生じます．eもよいですね．よってbが正解.

108B25

虹彩ルベオーシスの原因となるのはどれか.

a 黄斑円孔
b 加齢黄斑変性
c 網膜色素変性
d 網膜中心静脈閉塞症
e 中心性漿液性脈絡網膜症

思考のプロセス

　虹彩ルベオーシスとは，新生血管によって生じた続発性緑内障のことでした．「ルベオーシス」とは新生血管の意です．新生血管を生じるのは，糖尿病性網膜症もしくは網膜静脈閉塞症なので，d が正解．他の選択肢はみるまでもありません.

　繰り返しになりますが，b は黄斑部にのみ新生血管を生じる疾患なので，隅角とは離れており，原因とはなりえません.

総合問題　　219

111G3

紫外線が原因となるのはどれか.

a 白血病
b 熱中症
c 電気性眼炎
d 消化管出血
e アレルギー性結膜炎

　さくっといきましょう. 紫外線が原因となるのは c の電気性眼炎でした.
他の選択肢はみるまでもありません.

101F15

硝子体出血をきたすのはどれか. **2つ選べ**.

a 加齢黄斑変性

b 網膜色素変性

c 虚血性視神経症

d 網膜中心静脈閉塞症

e Vogt- 小柳 - 原田症候群

思考のプロセス

　硝子体出血は，新生血管の破綻で生じるものをまずは考えます. よって，
a と d が正解. 他の選択肢はみるまでもありません.

　ちなみに，網膜剝離でも孔が開くときに血管を巻き込むと硝子体出血を起
こします. 新生血管の発生によって硝子体出血を起こすメカニズムとしては，
新生血管そのものの破綻と牽引性網膜剝離の2つが考えられますね. ここ
まで来た皆さんなら，理解がスムーズにいったことと思います.

総合問題

オリジナル

副腎皮質ステロイド薬の**副作用ではない**のはどれか.

a 緑内障

b 白内障

c 虹彩炎

d 紅斑

e 紫斑

思考のプロセス

　ステロイドの眼副作用といえば，緑内障，白内障，中心性漿液性網脈絡膜症の3つをおさえておけばOK．よってcが正解．虹彩炎はぶどう膜炎の1つであり，ステロイドはむしろ治療薬ですね．dとeは皮膚科領域ですが，こちらもステロイドの有名な副作用です.

104E12

レーザー光凝固術が**有効でない**のはどれか.

a 網膜裂孔

b 網膜色素変性

c 糖尿病性網膜症

d 閉塞隅角緑内障

e 中心性漿液性脈絡網膜症

<hr />

思考のプロセス

　レーザー光凝固といえば，新生血管の抑制，網膜の接着，レーザー虹彩切開術の3つに応用可能でした.

　1つずつみていきましょう. a は裂孔原性網膜剝離の一歩手前（孔が開いただけ）であり，レーザー光凝固が有用です. b は関係ないですね. 根治的な治療はいまだにありません. c は新生血管を発生するので有効です. 機序まで踏み込んでおくと，網膜に複数の照射を行うことで網膜の酸素需要量を下げ，新生血管の発生を抑制しています. d は虹彩に孔を開けて，房水の通り道を作ることができます. e は基本的に経過観察となりますが，剝離が著しい場合には適応となることもあります. ただし，中心窩にレーザー光凝固は禁忌とされているので，そこはご注意を. よって， b が正解.

オリジナル

通常, 角膜移植の**適応にならない**のはどれか.

a　円錐角膜
b　水疱性角膜症
c　角膜ジストロフィー
d　緑内障発作
e　細菌性角膜潰瘍

思考のプロセス

　角膜移植といえば, 不可逆的な角膜障害を生じるものに適応があります. dの緑内障発作でも角膜浮腫を生じますが, 適切な処置を行えば可逆的であるため, dが正解.

　他の選択肢もみてみましょう. aの円錐角膜は角膜実質が菲薄化してしまったものですね. 角膜移植の適応となりえます. bとeはよいですね. cの角膜ジストロフィーは初登場です. これは, 角膜混濁を遺伝性に生じる疾患ですが, いわゆる当て馬くんです.

104A46

25歳の男性．両眼の視力低下を主訴に来院した．数年前から，季節に関係なく眼の痒みが続いている．顔面皮膚はびまん性に潮紅しており，頸部皮膚に色素沈着を認める．視力は右0.9（矯正不能），左0.8（矯正不能）．眼瞼結膜に充血と乳頭増殖とを認める．細隙灯顕微鏡検査で，角膜に異常はなく，水晶体の混濁を認める．眼底検査で，右眼眼底周辺部に限局性の網膜剥離を認める．

合併が疑われる疾患はどれか．

a　アトピー性皮膚炎
b　全身性エリテマトーデス〈SLE〉
c　皮膚筋炎
d　強直性脊椎炎
e　成人 Still 病

<hr>

思考のプロセス

　若い男性の両眼性の視力低下です．病歴をざっとみてみると，結膜充血（→結膜炎），水晶体混濁（→白内障），網膜剥離があるのがわかりますね．これらを一元的に生じるものといえば，アトピー性皮膚炎しかありません．よって a が正解．

　びまん性の潮紅や色素沈着などからはコントロール不良のアトピー性皮膚炎だと読み解けます．合併症が起きやすい状況であることは容易に想像できます．アトピー性皮膚炎の詳細については「まとめてみた 皮膚科」に委ねます．

21歳の女性. 両眼痛と流涙とを主訴に来院した. 昨晩, ハードコンタクトレンズを装用したまま就寝し, 午前4時ころコンタクトレンズを外した. その直後から強い眼痛が生じたため家族に付き添われて受診した.

まず行うべき検査はどれか.

a　角膜知覚検査

b　涙液分泌検査

c　角膜曲率測定

d　角膜擦過培養検査

e　フルオレセイン染色検査

思考のプロセス

　ハードコンタクトレンズを装着したまま就寝し……など不適切なコンタクトレンズ使用のエピソードがみられます. 眼痛を生じていることから, 角膜障害の可能性が高いといえますね. この確認と障害の度合いを評価するために, まずはeを行うべきでしょう.

　他の選択肢もみておきます. aは角膜ヘルペスを疑うときには有用ですが, フルオレセイン染色で特徴的な樹枝状の角膜障害がみられてからのアクションでよいです. bはドライアイに有用ですが, こちらも点状・糸状の染まりがあれば検討するものです. cはコンタクトレンズや白内障における眼内レンズの度数決定に用います. dは細菌感染における菌同定に必要ですが, まず行うものではありません.

お疲れ様でした！

またどこかでお会いしましょう！

著者　天沢ヒロ

- ☐ 角膜には血管はないが，神経（三叉神経 V₁ 枝）はある
- ☐ 角膜は屈折力（40D）に関与する
- ☐ 角膜障害では視力障害・眼痛を生じる
- ☐ 角膜の内皮細胞は透明性を維持している
- ☐ 角膜の内皮細胞は再生しない
- ☐ 水晶体には血管・神経がない
- ☐ 水晶体は屈折力（20D）・ピント調節に関与する
- ☐ 水晶体が濁ると白内障，硬くなると老視になる
- ☐ 硝子体はほとんどが水で構成されている
- ☐ 硝子体は眼球の形態維持・クッションの役割を担う
- ☐ ぶどう膜には脈絡膜・虹彩・毛様体がある
- ☐ 脈絡膜は血管が豊富であり，栄養供給・暗幕の役割を担う
- ☐ 虹彩は光量調節をしている
- ☐ 高齢者では瞳孔が小さくなる
- ☐ 近くを見るときは毛様体筋が収縮して，水晶体を厚くすることで，屈折
  力を大きくしている
- ☐ 房水は毛様体→後房→瞳孔→前房→隅角と流れる
- ☐ 網膜は視神経の枝が豊富である
- ☐ 網膜の中で主に視力に関与するのは黄斑（特に中心窩）である
- ☐ 視神経乳頭の部分は Mariotte 盲点となる
- ☐ 動眼神経は縮瞳・開眼・眼球運動を支配する
- ☐ 交感神経は散瞳・開眼を支配する

- [ ] 麦粒腫は Meibom 腺に感染を起こしたものである
- [ ] 霰粒腫は Meibom 腺の閉塞による慢性炎症を起こしたものである
- [ ] 麦粒腫は一般的にものもらい・めばちこという
- [ ] 霰粒腫は一般的にめいぼという
- [ ] 麦粒腫の原因菌は黄色ブドウ球菌である
- [ ] 麦粒腫の治療は抗菌薬・切開排膿である
- [ ] 霰粒腫の治療はステロイド点眼・切開である
- [ ] 急性涙嚢炎は眼の内側下方に生じる
- [ ] 急性涙嚢炎の治療は抗菌薬・切開排膿である
- [ ] 細菌性角膜潰瘍の原因はコンタクトレンズの不適切な使用，ドライアイ，外傷である
- [ ] 細菌性角膜潰瘍の見逃せない原因菌は緑膿菌であり，真菌のアカントアメーバも鑑別となる
- [ ] 細菌性角膜潰瘍は視力障害や眼痛を起こす
- [ ] 細菌性角膜潰瘍では角膜混濁がみられる
- [ ] 細菌性角膜潰瘍の治療には異物除去と抗菌薬・抗真菌薬を用いる

☐ 結膜炎の４大症状は流涙，眼脂，瘙痒・疼痛，結膜充血である

☐ ウイルス性結膜炎は接触感染を起こす

☐ ウイルス性結膜炎の治療は対症療法である

☐ ウイルス性結膜炎の予防は手洗い，アルコール消毒，物の共用回避である

☐ 流行性角結膜炎は一般的にはやり目といい，アデノウイルス８型が主な原因である

☐ 流行性角結膜炎は夏に流行し，潜伏期間は１週間である

☐ 流行性角結膜炎は耳前リンパ節腫脹もヒントとなる

☐ 咽頭結膜炎は一般的にプール熱といい，アデノウイルス３,７型が主な原因である

☐ 咽頭結膜炎は夏に流行し，潜伏期間は１週間である

☐ 咽頭結膜炎は風邪と誤診されやすい

☐ 咽頭結膜炎は症状の消失後２日から登校可能である

☐ 急性出血性結膜炎はエンテロウイルス７０型が主な原因である

☐ 急性出血性結膜炎の潜伏期間は１〜２日である

☐ 急性出血性結膜炎は結膜下出血もみられやすい

☐ 角膜ヘルペスは単純ヘルペスウイルス１型（HSV-1）が原因である

☐ 角膜ヘルペスは視力低下，眼痛，角膜知覚の低下を生じる

☐ 角膜ヘルペスにはフルオレセイン染色が有用な検査である

☐ 角膜ヘルペスの眼所見は樹枝状→地図状→円盤状と進行する

☐ 角膜ヘルペスの治療にはアシクロビル眼軟膏を用いる

チェック問題 🖉 アレルギー

- ☐ アレルギー性結膜炎はI型アレルギーである
- ☐ アレルギー性結膜炎では，特に瘙痒感が強くみられる
- ☐ アレルギー性結膜炎はアレルギー性鼻炎を合併しやすい
- ☐ アレルギー性結膜炎の治療は抗ヒスタミン薬点眼，ステロイド点眼である
- ☐ 春季カタルはI型&IV型アレルギーである
- ☐ 春季カタルはアレルギー性結膜炎に加えて，角膜障害をきたす
- ☐ 春季カタルでは結膜が石垣状に増殖する
- ☐ 巨大乳頭結膜炎はコンタクトレンズのトラブルが原因になる
- ☐ 巨大乳頭結膜炎は結膜が石垣状に増殖する
- ☐ 巨大乳頭結膜炎はアレルギー性結膜炎に加えて，角膜障害をきたす

チェック問題 🖊 白内障

- ☐ 白内障は水晶体が混濁したものである
- ☐ 白内障の原因は加齢，アトピー性皮膚炎，ぶどう膜炎，糖尿病，ステロイド，外傷，放射線，網膜色素変性症，Down 症候群などがある
- ☐ 白内障の症状は視力障害である
- ☐ 白内障を疑ったら，細隙灯顕微鏡検査で水晶体混濁をみる
- ☐ 白内障を診断したら，眼底所見を必ずチェックする
- ☐ 濁りが強くて眼底所見がとれないときは網膜電図（ERG）を施行する
- ☐ 白内障の治療は PEA＋IOL が基本である
- ☐ 眼内レンズは水晶体嚢内（水晶体を包む袋）に置く
- ☐ 眼内レンズは眼軸長と角膜曲率半径でオーダーメイドする
- ☐ 白内障術後は術後眼内炎，後発白内障，水疱性角膜症の 3 つに注意する
- ☐ 水疱性角膜症では角膜浮腫を起こす
- ☐ 水疱性角膜症の根治には角膜移植が必要となる

チェック問題 🖉 緑内障

- ☐ 眼圧は 21 mmHg 以上ならば緑内障を考える
- ☐ 緑内障は閉塞, 開放, 続発性の 3 タイプに大きく分けられる
- ☐ 眼圧が 25 mmHg 程度であれば, 原発性開放隅角緑内障を考える
- ☐ 原発性閉塞隅角緑内障は隅角, 原発性開放隅角緑内障は線維柱帯が狭くなっている
- ☐ 救急外来に来るのは, 原発性閉塞隅角緑内障の患者である
- ☐ 原発性閉塞隅角緑内障では視力障害・眼痛, 原発性開放隅角緑内障では視野障害を主訴に来院する
- ☐ 検査は, 原発性閉塞隅角緑内障で細隙灯顕微鏡検査, 原発性開放隅角緑内障で視野検査・眼底検査が有用である
- ☐ 原発性閉塞隅角緑内障（発作時）では散瞳, 毛様充血, 浅前房・角膜浮腫がみられる
- ☐ 原発性開放隅角緑内障の視野検査では傍中心暗点やBjerrum暗点（弓状暗点）がみられる
- ☐ 原発性開放隅角緑内障の眼底所見では視神経乳頭陥凹の拡大（C/D 比の上昇）や網膜神経線維層欠損（NFLD）がみられる
- ☐ 緑内障発作に対しては, まず縮瞳薬（ピロカルピン）と眼圧降下薬が有効である
- ☐ 房水産出抑制にはβ遮断薬・炭酸脱水酵素阻害薬が有効である
- ☐ 房水排出促進には PG 製剤・ピロカルピンが有効である
- ☐ 外科的手術として, 原発性閉塞隅角緑内障にはレーザー虹彩切開術で, 原発性開放隅角緑内障にはレーザー線維柱帯形成術がある
- ☐ 続発性緑内障の原因は新生血管を生じる疾患, ぶどう膜炎, ステロイドの 3 つがまず挙げられる

- ☐ ぶどう膜炎では両眼性の視力障害を起こす
- ☐ ぶどう膜炎では白内障，緑内障，網膜剥離を合併しやすい
- ☐ ぶどう膜炎では前房の浮遊細胞や毛様充血がみられる
- ☐ ぶどう膜炎では細隙灯顕微鏡検査，眼底検査，蛍光眼底造影が有用な検査である
- ☐ ぶどう膜炎といえば Vogt- 小柳 - 原田病，Behçet 病，サルコイドーシスの 3 つを考える
- ☐ ぶどう膜炎の治療はステロイド点眼・内服や散瞳薬である
- ☐ Vogt- 小柳 - 原田病は眼外症状として無菌性髄膜炎，両側性の感音難聴，白斑・白髪をきたす
- ☐ Vogt- 小柳 - 原田病に特徴的な眼底所見は夕焼け状眼底であり，回復期にみられる
- ☐ Behçet 病はぶどう膜炎，難治性の口腔内アフタ性潰瘍，有痛性の外陰部潰瘍，結節性紅斑の 4 つが主症状となる
- ☐ Behçet 病の眼所見では前房蓄膿がみられやすい
- ☐ サルコイドーシスは非乾酪性肉芽腫をきたす疾患である
- ☐ サルコイドーシスの眼所見としては，豚脂様角膜後面沈着物や雪玉状硝子体混濁がみられる

チェック問題 🖉 糖尿病性網膜症

☐ 糖尿病の眼合併症として, 糖尿病性網膜症, 白内障, 動眼神経麻痺がみられる

☐ 糖尿病性網膜症は失明原因の第 3 位である

☐ 糖尿病性網膜症では血管障害がメインになる

☐ 糖尿病性網膜症は単純網膜症・前増殖網膜症・増殖網膜症の順に進行する

☐ 単純網膜症では微小血管の障害を生じ, 毛細血管瘤, 硬性白斑, 網膜出血（少量）がみられる

☐ 前増殖網膜症では虚血性変化を生じ, 無血管領域, 軟性白斑がみられる

☐ 増殖網膜症では新生血管を生じ, 硝子体出血, 牽引性網膜剥離, 続発性緑内障を起こす

☐ 前増殖網膜症を見極めるためには蛍光眼底造影が有用である

☐ 糖尿病性網膜症の治療は生活指導, 血糖コントロール, 網膜光凝固, 抗 VEGF 抗体阻害薬（硝子体注射）である

☐ 運動療法が原則禁忌になるのは前増殖網膜症以降である

☐ 自覚症状が出現しやすいのは増殖網膜症である

☐ 糖尿病性網膜症において網膜電図では律動様小波（OP）の減弱を認める

- ☐ 網膜静脈閉塞症の原因は動脈硬化である
- ☐ 網膜静脈閉塞症の眼底所見は動脈の狭細化, 動静脈交叉現象, 火焔状出血である
- ☐ 網膜静脈閉塞症では新生血管の発生によって種々の合併症を起こす
- ☐ 網膜静脈閉塞症の治療は動脈硬化の改善, 網膜光凝固, 抗 VEGF 抗体阻害薬（硝子体手術）である
- ☐ 網膜動脈閉塞症の原因は動脈硬化や心房細動（Af）などによる血栓である
- ☐ 網膜動脈閉塞症は「突然・急激」に発症する
- ☐ 網膜動脈閉塞症の眼底所見は cherry red spot である
- ☐ 網膜動脈閉塞症の初期対応は眼球マッサージが必須である
- ☐ 網膜静脈閉塞症や網膜動脈閉塞症の分枝型では, 局所的な出血や虚血が生じ, 視野障害を起こす

- ☐ 網膜剝離は裂孔原性・牽引性・漿液性の 3 つの病態がある
- ☐ 裂孔原性網膜剝離はアトピー性皮膚炎，近視，外傷で起こる
- ☐ 牽引性網膜剝離は新生血管を生じる疾患で起こる
- ☐ 漿液性網膜剝離はぶどう膜炎，中心性漿液性網脈絡膜症で起こる
- ☐ 網膜剝離の症状は飛蚊症，光視症，視野障害（視力障害）がある
- ☐ 網膜剝離の検査は眼底検査と光干渉断層法（OCT）が有用である
- ☐ 網膜剝離の治療は網膜光凝固，手術である
- ☐ レーザー光凝固は新生血管の抑制，網膜の接着，レーザー虹彩切開術に使える
- ☐ 網膜色素変性症は杆体細胞→錐体細胞の順に障害される
- ☐ 錐体細胞は網膜中心部（黄斑）に多く，視力や色覚を担う
- ☐ 杆体細胞は網膜周辺部に多く，暗い場所での視野を担う
- ☐ 網膜色素変性症の症状は両眼性の夜盲，視野障害（輪状暗点），進行すると視力障害である
- ☐ 網膜色素変性症は白内障を合併しやすい
- ☐ 網膜色素変性症の眼底所見では骨小体様色素沈着（黒色）がみられる
- ☐ 網膜色素変性症の網膜電図（ERG）では平坦化（flat）がみられる
- ☐ 網膜色素変性症の治療は根治的なものがない状況である

チェック問題 🖉 黄 斑 疾 患

☐ 黄斑部の網膜と脈絡膜の間に何かが貯留すると,変視症,視野障害（中心暗点）,視力障害をきたす

☐ 黄斑部疾患の診断には眼底検査に加えて,光干渉断層法（OCT）や蛍光眼底造影が有用である

☐ 加齢黄斑変性は高齢者に好発する

☐ 加齢黄斑変性では黄斑部に脈絡膜由来の新生血管が発生する

☐ 加齢黄斑変性の眼底所見は黄斑部の出血である

☐ 加齢黄斑変性の治療は抗 VEGF 抗体阻害薬（硝子体注射）や網膜光凝固である

☐ 黄斑円孔は高齢者に好発する

☐ 黄斑円孔の眼底所見は黄斑部の裂孔（＋液体貯留）である

☐ 黄斑円孔の治療は硝子体手術である

☐ 中心性漿液性網脈絡膜症は中年男性に好発する

☐ 中心性漿液性網脈絡膜症の原因はストレスやステロイドである

☐ 中心性漿液性網脈絡膜症では遠視化することがある

☐ 中心性漿液性網脈絡膜症の眼底所見は黄斑部の漿液性網膜剥離である

☐ 中心性漿液性網脈絡膜症は経過観察が基本だが,状況によっては網膜光凝固を行うこともある

- [ ] 眼の外傷は総じて，角膜障害（眼痛・視力障害）や白内障をきたす
- [ ] 化学薬品が眼に入ったら，とにかく洗眼が大切である
- [ ] 眼の異物として，鉄片や木片が代表的である
- [ ] 眼に異物が入ると角膜障害から細菌性角膜潰瘍に至る可能性がある
- [ ] 眼に異物が入ったら，頭部 CT を施行する
- [ ] 鉄片に対して，MRI は禁忌である
- [ ] 眼の異物に対する治療は異物除去である
- [ ] 交感性眼炎は外傷後おおよそ1か月後に起こる健側のぶどう膜炎である
- [ ] 交感性眼炎の治療はステロイド点眼である
- [ ] 電気性眼炎は多量の紫外線によって生じる
- [ ] 電気性眼炎は溶接作業，海水浴，雪山レジャーなどがリスクになる
- [ ] 電気性眼炎は予防が重要である

- [ ] 屈折異常・調節異常では眼精疲労を合併しやすい
- [ ] 屈折異常といえば近視, 遠視, 乱視である
- [ ] 調節異常といえば老視である
- [ ] 上記の中で, 近くが見えづらいといえば老視である
- [ ] 上記の中で, 遠くが見えづらいといえば近視である
- [ ] 上記の中で, 近くも遠くも見えづらいといえば遠視, 乱視である
- [ ] 老視では焦点は正常である
- [ ] 近視では焦点が前方にずれる
- [ ] 遠視では焦点が後方にずれる
- [ ] 遠視は小児に好発する
- [ ] 遠視化は中心性漿液性網脈絡膜症, 水晶体脱臼（後方）で起こる
- [ ] 近視では裂孔原性網膜剥離を合併する
- [ ] 遠視では調節性内斜視や弱視を合併する
- [ ] 乱視は角膜の歪みによって起こる
- [ ] 乱視は夕方に増悪しやすい
- [ ] 近視の眼鏡には凹レンズを用いる
- [ ] 遠視の眼鏡には凸レンズを用いる
- [ ] 乱視の眼鏡には円柱レンズを用いる
- [ ] 老視の眼鏡には凸レンズ（近用眼鏡）を用いる
- [ ] Vs = 0.2（1.0 ×+ 5.00D）は, 左眼で, 裸眼の視力は 0.2, 矯正視力は 1.0 の遠視である
- [ ] − 4.00D は, 中等度近視である

- ☐ 小児の眼疾患は乳幼児に好発する
- ☐ 視力は小学生くらいで確立する
- ☐ 弱視の原因は遠視, 眼帯の着用などによる網膜〜視覚路へのインプット不足である
- ☐ 弱視の治療は原因の除去である
- ☐ 斜視は眼位のずれにより両眼視ができない状態である
- ☐ 斜位は眼位のずれのみで両眼視ができる状態である
- ☐ 調節性内斜視は遠視が原因となる（内）斜視である
- ☐ 調節性内斜視の治療は適切な眼鏡（凸レンズ）である
- ☐ 網膜芽細胞腫は未熟な網膜から発生する悪性腫瘍である
- ☐ 網膜芽細胞腫は石灰化して, 白色瞳孔としてみられる
- ☐ 網膜芽細胞腫は中枢神経系に転移しやすい
- ☐ 網膜芽細胞腫の治療は手術（眼球温存療法・眼球摘出術）である

チェック問題　✎　その他

- ☐ ドライアイは瞬目の減少，コンタクトレンズの長期装着，Sjögren 症候群，兎眼，抗コリン薬が原因となる
- ☐ ドライアイだと異物感，眼痛，眼精疲労をきたす
- ☐ ドライアイの検査として，フルオレセイン染色が有用である
- ☐ ドライアイの治療は原因除去と人工涙液・ヒアルロン酸の点眼である
- ☐ 視神経炎は若年女性に好発する
- ☐ 視神経炎の原因として，特発性，視神経脊髄炎，エタンブトールがある
- ☐ 視神経炎の症状は急激な視力障害，眼痛，Mariotte 盲点の拡大（ラケット状暗点）である
- ☐ 視神経炎の眼底所見は片側性の乳頭浮腫である
- ☐ 視神経炎の治療は原因除去とステロイドである
- ☐ 翼状片は中高年に好発し，日光の刺激がリスクになる
- ☐ 翼状片は鼻側からの結膜増殖であり，ときに視力障害を起こす
- ☐ 翼状片は症状があれば手術を行う
- ☐ 水晶体偏位をみたら，Marfan 症候群，Ehlers-Danlos 症候群，ホモシスチン尿症の 3 つを鑑別に挙げる
- ☐ 水晶体偏位には眼内レンズが有効である
- ☐ 円錐角膜はアトピー性皮膚炎に合併しやすい
- ☐ 円錐角膜の治療は角膜移植である